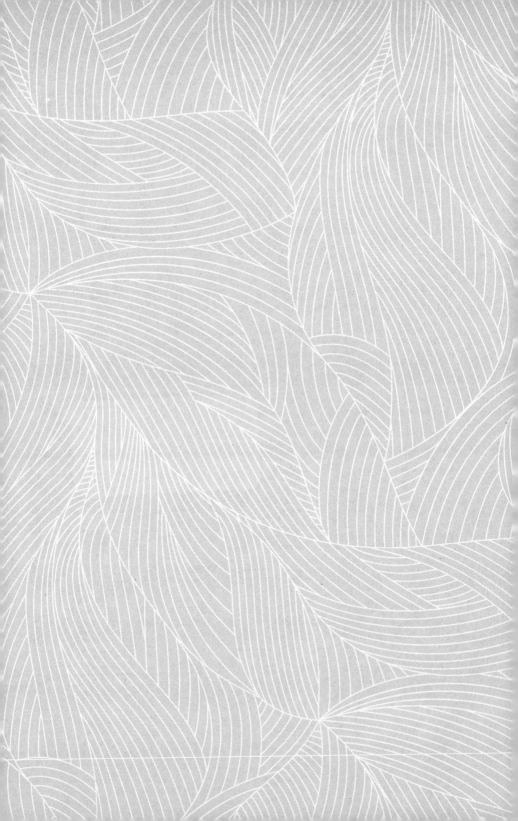

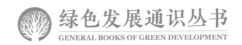

绿色发展通识丛书
GENERAL BOOKS OF GREEN DEVELOPMENT

内分泌干扰素
看不见的生命威胁

［法］玛丽恩·约伯特　弗朗索瓦·维耶莱特／著
李圣云／译

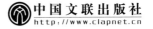中国文联出版社
http://www.clapnet.cn

图书在版编目（ＣＩＰ）数据

内分泌干扰素：看不见的生命威胁/(法)玛丽恩·
约伯特,(法)弗朗索瓦·维耶莱特著；李圣云译. -- 北
京：中国文联出版社, 2017.12
（绿色发展通识丛书）
ISBN 978-7-5190-3310-1

Ⅰ.①内… Ⅱ.①玛… ②弗… ③李… Ⅲ.①干扰素
－研究 Ⅳ.①R978.7

中国版本图书馆CIP数据核字(2017)第294505号

著作权合同登记号：图字01-2017-5112
Originally published in France as : Perturbateurs endocriniens by François Veillerette &
Marine Jobert © Libella, Paris, 2015
Current Chinese language translation rights arranged through Divas International, Paris / 巴
黎迪法国际版权代理

内分泌干扰素：看不见的生命威胁
NEIFENMI GANRAOSU: KANBUJIAN DE SHENGMING WEIXIE

作　　者：[法] 玛丽恩·约伯特　弗朗索瓦·维耶莱特
译　　者：李圣云

出 版 人：朱　庆	终 审 人：朱　庆
责任编辑：冯　巍	复 审 人：闫　翔
责任译校：黄黎娜	责任校对：任佳怡
封面设计：谭　锴	责任印制：陈　晨

出版发行：中国文联出版社
地　　址：北京市朝阳区农展馆南里10号，100125
电　　话：010-85923076（咨询）85923000（编务）85923020（邮购）
传　　真：010-85923000（总编室），010-85923020（发行部）
网　　址：http://www.clapnet.cn　　　　http://www.clapplus.cn
E - m a i l：clap@clapnet.cn　　　　　　fengwei@clapnet.cn

印　　刷：中煤（北京）印务有限公司
装　　订：中煤（北京）印务有限公司
法律顾问：北京天驰君泰律师事务所徐波律师
本书如有破损、缺页、装订错误，请与本社联系调换

开　　本：720×1010	1/16
字　　数：65千字	印　张：8
版　　次：2017年12月第1版	印　次：2017年12月第1次印刷
书　　号：ISBN 978-7-5190-3310-1	
定　　价：32.00元	

"绿色发展通识丛书"总序一

洛朗·法比尤斯

1862 年，维克多·雨果写道："如果自然是天意，那么社会则是人为。"这不仅仅是一句简单的箴言，更是一声有力的号召，警醒所有政治家和公民，面对地球家园和子孙后代，他们能享有的权利，以及必须履行的义务。自然提供物质财富，社会则提供社会、道德和经济财富。前者应由后者来捍卫。

我有幸担任巴黎气候大会（COP21）的主席。大会于 2015 年 12 月落幕，并达成了一项协定，而中国的批准使这项协议变得更加有力。我们应为此祝贺，并心怀希望，因为地球的未来很大程度上受到中国的影响。对环境的关心跨越了各个学科，关乎生活的各个领域，并超越了差异。这是一种价值观，更是一种意识，需要将之唤醒、进行培养并加以维系。

四十年来（或者说第一次石油危机以来），法国出现、形成并发展了自己的环境思想。今天，公民的生态意识越来越强。众多环境组织和优秀作品推动了改变的进程，并促使创新的公共政策得到落实。法国愿成为环保之路的先行者。

2016 年"中法环境月"之际，法国驻华大使馆采取了一系列措施，推动环境类书籍的出版。使馆为年轻译者组织环境主题翻译培训之后，又制作了一本书目手册，收录了法国思想界最具代表性的 40 本书籍，以供译成中文。

中国立即做出了响应。得益于中国文联出版社的积极参与，"绿色发展通识丛书"将在中国出版。丛书汇集了 40 本非虚构类作品，代表了法国对生态和环境的分析和思考。

让我们翻译、阅读并倾听这些记者、科学家、学者、政治家、哲学家和相关专家：因为他们有话要说。正因如此，我要感谢中国文联出版社，使他们的声音得以在中国传播。

中法两国受到同样信念的鼓舞，将为我们的未来尽一切努力。我衷心呼吁，继续深化这一合作，保卫我们共同的家园。

如果你心怀他人，那么这一信念将不可撼动。地球是一份馈赠和宝藏，她从不理应属于我们，她需要我们去珍惜、去与远友近邻分享、去向子孙后代传承。

2017 年 7 月 5 日

（作者为法国著名政治家，现任法国宪法委员会主席、原巴黎气候变化大会主席，曾任法国政府总理、法国国民议会议长、法国社会党第一书记、法国经济财政和工业部部长、法国外交部部长）

"绿色发展通识丛书"总序二

铁凝

这套由中国文联出版社策划的"绿色发展通识丛书",从法国数十家出版机构引进版权并翻译成中文出版,内容包括记者、科学家、学者、政治家、哲学家和各领域的专家关于生态环境的独到思考。丛书内涵丰富亦有规模,是文联出版人践行社会责任,倡导绿色发展,推介国际环境治理先进经验,提升国人环保意识的一次有益实践。首批出版的40种图书得到了法国驻华大使馆、中国文学艺术基金会和社会各界的支持。诸位译者在共同理念的感召下辛勤工作,使中译本得以顺利面世。

中华民族"天人合一"的传统理念、人与自然和谐相处的当代追求,是我们尊重自然、顺应自然、保护自然的思想基础。在今天,"绿色发展"已经成为中国国家战略的"五大发展理念"之一。中国国家主席习近平关于"绿水青山就是金山银山"等一系列论述,关于人与自然构成"生命共同体"的思想,深刻阐释了建设生态文明是关系人民福祉、关系民族未来、造福子孙后代的大计。"绿色发展通识丛书"既表达了作者们对生态环境的分析和思考,也呼应了"绿水青山就是金山银山"的绿色发展理念。我相信,这一系列图书的出版对呼唤全民生态文明意识,推动绿色发展方式和生活方式具有十分积极的意义。

20 世纪美国自然文学作家亨利·贝斯顿曾说:"支撑人类生活的那些诸如尊严、美丽及诗意的古老价值就是出自大自然的灵感。它们产生于自然世界的神秘与美丽。"长期以来,为了让天更蓝、山更绿、水更清、环境更优美,为了自然和人类这互为依存的生命共同体更加健康、更加富有尊严,中国一大批文艺家发挥社会公众人物的影响力、感召力,积极投身生态文明公益事业,以自身行动引领公众善待大自然和珍爱环境的生活方式。藉此"绿色发展通识丛书"出版之际,期待我们的作家、艺术家进一步积极投身多种形式的生态文明公益活动,自觉推动全社会形成绿色发展方式和生活方式,推动"绿色发展"理念成为"地球村"的共同实践,为保护我们共同的家园做出贡献。

中华文化源远流长,世界文明同理连枝,文明因交流而多彩,文明因互鉴而丰富。在"绿色发展通识丛书"出版之际,更希望文联出版人进一步参与中法文化交流和国际文化交流与传播,扩展出版人的视野,围绕破解包括气候变化在内的人类共同难题,把中华文化中具有当代价值和世界意义的思想资源发掘出来,传播出去,为构建人类文明共同体、推进人类文明的发展进步做出应有的贡献。

珍重地球家园,机智而有效地扼制环境危机的脚步,是人类社会的共同事业。如果地球家园真正的美来自一种持续感,一种深层的生态感,一个自然有序的世界,一种整体共生的优雅,就让我们以此共勉。

2017 年 8 月 24 日

(作者为中国文学艺术界联合会主席、中国作家协会主席)

目录

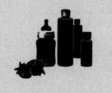

为了健康，勇敢行动！

健康这一全球性问题也是人们每天最为关注的事情，然而，我们身处的环境——从饮食、呼吸的空气到购买的物品——可能对我们每个人的身体健康都会构成威胁，甚至是危险。我们如何能想象到许多日用品中含有的物质可能会导致癌症、慢性病或者发育迟缓呢？我们又如何能理解，明知所有科学研究都指出这些物质对人体有害，明知疾病医疗带来的财政压力，却仍然无所作为的这样一个社会呢？

无法理解，无法接受。

内分泌干扰素就属于这些令人忧心忡忡的化学物质。诚然，人们的意识在进步，例如法国从 2015 年起所有食品器皿中禁用双酚 A。但是，内分泌干扰素种类众多，战场庞大。每个延迟的决定、每个滞后的行动都有可能逐渐成为将来的一种危害。

我在许多访谈中经常听到这样一句话，我觉得一针见血、切中要害，那就是："过去的 20 世纪是细菌卫生学的世纪，紧接而来的 21 世纪应该是直接就变成了化学卫生学的世纪。"这种转变的结局就是会有几百万的生命需要拯救。

这不是危言耸听，也不是要求大家避世，正相反，而是呼吁大家一起营建和共享一个安全健康的环境，因为只有这样的环境才能给予所有人一条通往健康的道路。共同行动的第一步就是信息宣传，让尽可能多的人了解我们生活环境的状况。这也是本书的意义所在，作者以科普的方式向读者普及内分泌干扰素的知识。共同行动的第二步将会是采取一致决定，携手共进，并坚定不移，因为要保护我们所有人的身体健康以及尊重所有人的生命就必须付诸行动。

尼古拉·于洛 [①]

Nicolas Hulot

---

① 尼古拉·于洛，"尼古拉·于洛自然与人类基金会"创始人，2017年起任法国政府生态过渡部部长。作为"法国总统保护地球特使"，他组织及出席各类重要环保论坛，并深度参与世界气候谈判大会。其著述《勇敢行动——全球气候治理的行动方案》的中译本，已在2017年9月由中国文联出版社正式出版。《食物绝境》《泰坦尼克号症候群》也即将于2018年5月出版。

致这个让我们健康凌乱的世界

坚持到底

几年前，一个当小学教师的朋友和我聊天时说："我学校里有一个五年级的女孩经常被误认为是学校老师。"一个才10岁的小女孩怎么可能会被误认为是一个至少受过五年高等教育的小学老师呢？我不相信，觉得根本不可能。我朋友看我不信，就解释说："你知道吗，现在的小女孩青春期来得越来越早。"对这一点，她似乎已经见怪不怪了。她又接着说："还有，我觉得她们越来越丰满。"然后，我俩的谈话就转到那个小女孩的妈妈身上了，她妈妈和好多好多母亲一样，在和乳腺癌做抗争。这次谈话我过后就忘了。然后，有一天，我怀孕了。

我想起了家里书架上的一本书，书的蓝色封面上画着一群在游玩的精子。书的内容是关于对婴儿有害的化学物质，这种主题是人们在"正常"时期不太想深究的，因为人们模模糊糊地知道那会是一些让人受不了的事情。但是，现在我有孩子了，我想知道！这本书就是西奥·科尔伯恩（Theo Colborn）写的《消失中的人类》（*L'Homme en voie de disparition*）。这是第一本关于内分泌干扰素的书。我看的时候都觉得喘不过气来，坦白说，看完后，我连着好几周都做噩梦。我从书中得知，许多化学分子无处不在，威胁着我身体里孕育的那个对我来说无比珍贵的小生命。一想到这点，我就受不了。我开始一一审视自己的各种（恶劣）行为，却发现很多都做得不对，也做得不够。我不知所措，感到既恐惧又难受，而且愤恨自己的无能为力。

有一天早上，当我碰到我那位当小学教师的朋友时，我想起她说的那个身体过度早熟的学生、那些过于丰满的小女孩以及那位生病的母亲。于是，我突然明白了，我、您、所有人都被卷进了同一场把我们身体吹得东摇西摆的化学风暴中。同时，我也惊醒了，我们绝不应该在这场化学毒风中屈服，而是应该用自己的方式、尽自己所能去抗争。

内分泌干扰素在有可能会搞乱我的身体和我孩子的身体之前，已经搞乱了我对世界的感知。虽然我没有变得多疑，但已经开始学着提高警惕。我会注意产品的成分标签以及沐浴露里那些让人看不明白的成分物质，会提防泡澡玩具小黄鸭和食品塑料盒，会警惕看起来完美无缺的苹果及自来水。上述种种行为，我称之为"化学卫生"。要做到这点，其实主要就是克制自己，舍得扔掉昨天自己还觉得"必不可少"的诸多物品。

我不再如过去那般无忧无虑了，因为我明白了我们的管理者将我们的身体健康拱手交给了工业家，然而工业家的职业并不是保护我们。现在，我看待这个世界进程的眼光改变了，因为我明白了向我们敞开了无数大门的科学也可以深深地毒害我们的身体。现在，我变得更加清醒，更有勇气，更爱自主。我衷心希望此书带给读者的不只是难受心酸，还能够敦促大家行动起来，抗争和抵制。

玛丽恩·约伯特

Marine Jobert

快读读这本书

早在 1997 年的一天，我的良师益友乔治·杜坦（Georges Toutain）一边朝我挥舞着一本书，一边对我说："快读读这本书！你绝对想不到化学品对内分泌系统会有什么样的影响！"乔治·杜坦是一位非常注重生态环保的农艺学家，我们前一年刚刚一起创建了"未来世代组织"（Générations Futures）[①]。他提到的那本书就是西奥·科尔伯恩的法语版《消失中的人类》。这么重要的一本书，里面提及的问题却没有引起老百姓和政治家的丝毫关注。但是，对乔治和我来说，这本书犹如当头棒喝，因为作为一个为人类未来子孙幸福抗争的协会

[①] 该组织最初的名称为"尊重与维护未来世代运动协会"（MDRGF）。

的创始人，突然发现无数化学物质会损害他们的生殖繁育能力，威胁他们的未来，这带给我们的震惊可以用翻天覆地来形容！可以说，这本书是我环保奋斗生涯的一个重要转折点。从此，与内分泌干扰素抗争成了我坚持不懈的事业。

2002 年，我出版了第一本关于农药的书，书里面提到了内分泌干扰素。2007 年，我和其他人一起将内分泌干扰素的问题带进了格勒奈尔（Grenelle）环境圆桌会议。2009 年，我积极活动，为了欧盟能够出台禁止使用具有内分泌干扰素性质的农药，这是欧盟立法机构首次提出此问题。2011 年，我和玛丽恩·约伯特合写了法国第一本关于页岩气的书，里面也提到了内分泌干扰素，因为大型水力压裂所用的化学品中也含有这种物质。2013 年，我参与了法国国家内分泌干扰素战略（La stratégie nationale sur les perturbateurs endocriniens）的制定，殷切希望在这方面法国的立场和态度能成为欧洲的主流。

如今呈现于读者眼前的这本书，在我看来，涉及的都是内分泌干扰素这一问题的核心内容，既让人着迷，又让人害怕。在您打开书后，我希望玛丽恩和我能带领您了解我们提出的那些问题，也诚挚地希望您能给出自己的答案——因为只有人人参与回应，才能赢得这场关乎公众健康的挑战。

弗朗索瓦·维耶莱特

François Veillerette

第1章
妈妈，我疼

　　2005 年，在美国，10 个新生儿的降生引起了一场真正的科学"动乱"，起因是科学家在这些刚刚呱呱落地的婴儿身上采了几滴脐带血，用以检测他们身体里是否含有某些化学物质。科学家得到的结果是骇人的：在这些婴儿体内总共发现了 287 种化学物质，而这些化学分子中不乏对人体有害的物质，如铅、汞、多氯联苯（PCBs）、溴系阻燃剂（BFR）、双酚 A 和邻苯二甲酸酯（又名酞酸酯，英文缩写为 PAEs）等，这些物质会导致癌症，侵害人体神经系统或者导致胎儿畸形。这些毒素来源广泛，室内家具、拖拉机喷洒的农药、工厂烟囱排放的气体、纺织品、牙膏和护肤品中都会含有，它们通过空气、食物和饮料进入孕妇体内。这 287 种化学物质中绝大部分的危害力都十分恐怖，会造成人体内分泌系统紊乱，而且它们并不需要另辟蹊径进入婴儿体内，走的就是给予婴儿生命与力量的各种营养素和氧气相同的通道。也就是说，它们通过脐带进入正在成长中的胎儿体内，而孕妇既看不见，又不知情。

这实在让人震惊，因为直到现在，几乎没有人能够准确地指出这种危害的程度和范围。胎盘能够非常有效地过滤掉许多病毒和细菌，但对于酒精和毒品（有些孕妇却仍然喝酒、吸毒）、某些疾病（艾滋病、风疹和弓形虫病）、大量的污染物和药品却无能为力。"胎盘屏障"这一"神话"早在 20 世纪 50 年代就破灭了，当时用来治疗孕妇晨吐和失眠的一种叫作沙利度胺（thalidomide，又称反应停）的处方药被证明会导致胎儿畸形。它是导致胎儿发育紊乱的一种分子，被定性为强力致畸胎剂，已在五十多个国家被禁止。不幸的是，在它成为禁药前，约有 12000 名孕妇在孕期第五周到第八周期间服用过此药，发生了新生儿四肢萎缩的悲剧。

163 种化学分子

如今，这些化学合成物质对人体的侵害并没有减弱，反而变得更难以被人觉察，因为它们并非直接进入人体，而是采取迂回曲折的方式，让人防不胜防，甚至是一心想保护胎儿的孕妇也难免有所疏漏。那么，人体内到底含有多少种化学合成分子呢？10种、50种、100种、200种，还是500种？为了弄清楚这一点，一些美国科学家在2011年采集了268名孕妇的血液和尿液进行分析，结果显示这些样本里面含有163种不同的化学分子。其中有些物质，如杀虫剂和酞酸酯，几乎在所有受检测的孕妇血液和尿液中都含有，所以可以说这一结果具有普遍性，而有些物质甚至是很多年前就被禁止过的。难道孕妇比普通人群更易被感染吗？事实并非如此，只是胎儿的身体很小，对污染物质更为敏感，也更为脆弱。关于这一点，负面效果很快就出现了。

被化学成分改变的婴儿

同一年，即2011年，法国格勒诺布尔国家健康和医学研究所（INSERM）的科学家证明，母体内所含有的化学物质有可能会导致新生儿体重和头围大于或小于平均值。2014年，来自法、美两国权威机构的研究人员对一些孕妇的尿液进行化验分析，同时观察孕妇体内胎儿的成长发育状况。研究人员在母体尿液中检测出诸如对羟基苯甲酸酯（parabènes）、三氯生（triclosan）、二苯酮-3（benzophénone-3）、二氯苯酚（dichlorophénol）和双酚A

等化学成分。这些化学成分都会对胎儿的内分泌系统造成侵害，然而却经常用在牙膏、香皂、防晒霜、室内除臭剂和汽水易拉罐等制品中。在9种检测到的化学成分中，有 6 种存在于 93% 的孕妇尿液样本中。这一结果不禁让人担心，因为三氯生这种物质有可能会导致新生儿身长缩短，而对羟基苯甲酸酯类物质会使得新生儿体重高于平均值，并会导致婴儿前三年体重一直超标。研究人员表示，"这些化学物质会作用于人体内和生长发育以及体重相关的内分泌系统。"

面对周围化学环境的紊乱，最先表现出健康问题的就是各类动物。动物作为处于前线的环境卫士，从 20 世纪 40 年代开始就出现了许多怪异现象。

跌落的美国鹰

美国鹰就是动物受害于周围化学环境紊乱的一个例子。这种鹰被称为白头海雕或白头鹰（pygargue），是美国国鸟。美国总统徽章上的那只雄鹰图案就是这种鹰。这种鹰在 20 世纪初曾经遍布北美大陆，但在 20 世纪 50 年代却几乎绝种。造成其濒临灭绝的原因有许多，比如人类对它们居住环境的侵占、非法猎杀和触高压线死亡等，但最主要的原因是它们贪吃美国五大湖中的鱼类，而五大湖的湖水污染严重，其主要污染物是DDT（又名滴滴涕或二二三）。1962年，生物学家雷切尔·卡森（Rachel Carson）在她的著作《寂静的春天》（*Printemps Silencieux*）中指出，各种杀虫剂会对动物界，尤其是对鸟类带来许多危害，其中就有著名的DDT。DDT这种杀虫剂在农业中被大量使用，然后随水流入江河湖泊。位于食物链顶端的美国鹰非常喜欢觅食鳟鱼和鲑鱼，因为湖水被污染，这些鱼体内含有大量DDT。这种化学物质具有致癌性和生殖毒性。吃了含有这种毒性物质的鱼之后，美国鹰并不会因此死亡，但它们的生殖能力会开始衰退。这方面的衰退是从一开始就体现出来的——美国鹰对"性"不再感兴趣。即使有交配和产卵，鹰蛋的壳也非常脆弱，承受不了母鹰本身的重量，在孵化时也会破裂。十年后，卡森对DDT毒性及其危害的揭露最终使得这种杀虫剂在全美被禁用。美国鹰的数量重新开始上升，1980年达到十万只。

"同性恋"鸟和"小鸡鸡"

动物受害于化学环境紊乱的另外一个例子，也是关于鸟类的。20世纪70年代，一些研究人员发现同样喜欢生活在美国五大湖湖边的一些银色海鸥的鸟巢中，鸟蛋的数量是正常数量的两倍，而且同一个鸟巢里住着两只雌性海鸥。研究人员认为，这种"同居"现象是因为雄性海鸥的缺乏。雄性海鸥交配困难，或者更为严重的是，它们生殖系统异常，使其无法繁衍。没有"精力充沛"的雄性海鸥，雌性海鸥就得不到精子，没有受精的鸟蛋也就孵化不出小海鸥。

最后一个例子是关于美国佛罗里达州的阿波普卡湖（Apopka）。阿波普卡湖是佛罗里达州污染最为严重的一个湖泊，因为这里是农业用杀虫剂和居民生活垃圾的最终去处。1980年，一种三氯杀螨醇（dicofol）[1] 和DDT的混合物因偶然因素被倾倒进阿波普卡湖里，即刻导致大量短吻鳄死亡。十年后，当检测结果显示湖水已经变"干净"时，也只有18%的鳄鱼蛋能够孵化出来。然而，这些"幸存者"的生命却极其短暂，其中一半的小鳄鱼在孵出后十天就死亡了。那么，十年或二十年后，1980年的这起事故造成的危害是否仍然存在？鳄鱼后代的机体里是不是有一个定时炸弹在滴滴答答地走着？另外，还有一个奇怪的现象，大约60%的雄鳄鱼的生殖器发生萎缩。对雄鳄鱼的血液分析显示，它们体内睾丸素的含

---

[1] 三氯杀螨醇，又名开乐散，是一种有机氯杀虫剂。

量低于正常值。

环保先驱——西奥·科尔伯恩

20 世纪 80 年代末，各种关于动物繁殖能力的警示性研究日益增多，生物学家纷纷开始研究这一课题，但一直都没有达成任何一致性结论。为了攻陷这一谜题，有一位女性全身心地投入进来，她就是西奥·科尔伯恩。科尔伯恩是美国的一位动物学家，外表纤弱，但做起研究来却十分果敢。她在五十多岁时奉命研究污染物质对美国五大湖区域野生动物的致癌性影响，因为当时科学界关注的焦点是癌症。然而，西奥·科尔伯恩反复阅读她办公桌上堆叠如山的研究报告，却发现一个无可争辩的事实：在美国和加拿大之间的五大湖这一大片区域，无论是野生动物还是人类患上癌症的概率极低。但是，西奥·科尔伯恩总觉得有什么地方不对劲儿。当时，还没有人会把畸形和污染联系在一起，也不会认为人口的下降和某些化学物质相关。

明白这一点的正是西奥·科尔伯恩。正如 1962 年雷切尔·卡森在她的书中指出的那样，科尔伯恩认为："我们的命运和动物的命运息息相关。"终于，科尔伯恩在解析了成百上千份实验报告、分析研究和观察记录后，逐渐从中理出头绪，抓到一条日益清晰的脉络，这就是她所说的"荷尔蒙系统紊乱"（dérèglement du système hormonal）。在这一研究中起到主要作用的还有另一位学者，那就是来自伯克利大学的生物学家约翰·彼得森·梅耶（John Peterson Myers）。他说："西奥·科尔伯恩从这些研究中得出的结论就是，癌症并非罕见，但真正的问题是荷尔蒙紊乱。科尔伯恩收集了大量的信息，进行综合研究，首次从中概括出一个结论，那就是有些化学物质能够干扰荷尔蒙产生功效的方式，虽然当时我们还不知道这样的化学物质有哪些。"

具有历史意义的温斯普里德会议

1991 年 7 月，约翰·彼得森·梅耶和西奥·科尔伯恩做出了一个具有历史意义的决定。他们召集了来自毒理学、动物学、人类学、生物学和内分泌学领域的二十几位专家，在美国威斯康星州拉辛小城的温斯普里德（Wingspread）会议中心召开会议。与会者从各自的领域出发，寻求这一谜题的答案。会议持续了三天，讨论的主题是当时人们几乎一无所知的"化学物质对性发育过程的影响：人类和动物之间的联系"（Les altérations du développement sexuel provoquées par la chimie : la connexion entre l'homme et la faune ）。与会者之一、丹麦生物学家和荷尔蒙专家弗莱德·沃姆·萨尔（Fred Vom Saal）回忆起那次会议时，仍然觉得历历在目。他说："所有人都无比震惊……看待事情的方式在如此短的时间内就被彻底改变了，这种事情人们不会经常遇到。"事实就是如此，这些科学家在为期三天的研讨会上形成了一种全新的概念即"内分泌干扰素"（英文名称为 endocrine disruptors）。然而，这一概念在多年之后才被整个科学界接受。

那么，这一概念究竟是什么呢？温斯普里德会议共同宣言中如此写道："大量人工化学合成物以及少数天然化学物质会扰乱动物以及人类的内分泌系统。"参会的科学家还指出："对现有美国人进行抽样检测得出的数据表明，他们身体内作用于性激素的化学干扰物的含量已经和在野生动物身上检测出的有害剂量不相上下。"他们预测说："如果内分泌干扰素对环境的污染不能得到迅速地控制和减少，那么，所有人都可能会出现身体机能紊乱。无论是人类还是动物，反复或长期暴露在大量的扰乱内分泌系统的化学物质中，都会给身体造成众多隐患。"因此，早在 1991 年，虽然科学家们仍有许多疑问，但主要的一点已经确定，那就是：几乎可以断定，就像动物界一样，整个人类也受到无处不在的化学物质的威胁。

第 2 章
荷尔蒙国度之旅

己烯雌酚（英文简称 DES，法语名为 distilbène）这种化学物质最初因为具有致癌性，一度被禁用；后来又因为能带来丰厚的利润，最终被批准使用。可以说，己烯雌酚的历史反映了医疗界玩忽职守、狂傲自大以及冷漠无情的病症。

己烯雌酚是仿照人体雌激素①制成的一种人工合成激素，1938 年在美国被发明并投入使用，药品对象是绝经期妇女。发明初期，己烯雌酚并没有获得美国政府的批准，原因是制造商不能证明此种化学物质对人体无害。然而，在制造商的猛烈攻势下，这种谨慎原则很快就被

---

① 雌激素是一种天然激素，主要是由卵巢分泌，能够促进女性生殖器官和乳房的发育，并维持这些器官的功能。

抛弃了。1941年，美国政府批准使用己烯雌酚来"治疗"更年期症状。从1947年开始，己烯雌酚又被用于治疗流产，起因是两位美国研究员发现自然流产的孕妇体内雌激素水平很低，所以他们就建议给这些孕妇服用人工合成雌激素。此后，己烯雌酚的生产量一度飙升，美国约有287家药厂曾经制造过这种"神奇的"化学分子。

不良反应延续几代人

尽管如此，还是有一些看重职业道德的研究人员对这种化学物质进行了深入研究。1949—1952年，一些研究人员对使用过己烯雌酚的840名妇女进行了跟踪研究。研究结果显示，服用过此药品的孕妇流产概率是只服用安慰剂的孕妇的两倍。服用人工合成雌激素的孕妇更易患有高血压，新生儿的平均身高也低于其他婴儿。既然如此，那么这一研究该引起人们的警惕了吧？完全没有。虽然研究方法非常严谨，但这项研究成果还是被锁进了抽屉，直到1978年才被挖掘出来重见天日，然而为时已晚。

仅以美国和法国两个国家为例。二三十年间，这两个国家大约有几十万名女性严格按照医生的处方服用人工雌激素药片。法国接受过这种治疗的孕妇就有20万之多，而在全世界，据不完全统计，服用这种药物的孕妇人数在 200 万 ~1200 万。在美国和法国，人工合成雌激素在 1971 年、1977 年相继被禁用，因为人们此时已经发现正是这种化学激素在胎儿性器官发育成熟的关键时期对其进行干扰，而由此造成的损害在初期是看不到的。

这是因为损害并不是发生在服药的母体身上，而是发生在她们的后代身上，并且还是在多年之后才会显现。她们的女性后代会患有畸形甚至不孕；与没有接触过己烯雌酚的母亲相比，她们的女性后代患阴道癌和乳腺癌的风险也更高。她们的男性后代在出生时患有尿道下裂（尿道口不在阴茎底端）、隐睾症（睾丸没有进入阴囊）和食道狭窄（一种食管畸形）的风险较高。

在最后一盒己烯雌酚卖出四十多年后，服用过这种药品的妇女的女性后代仍然享有特别产假，因为她们的孩子可能会过早早产，患上先天性脑疾病的概率也很大。

事情为什么会是这样？一种化学分子怎么会在没亲自服用过的人身上造成不良结果，而且还是在多年之后？科学界至今也没能给出答案，解决这一问题就更无从谈起。然而，要更好地理解问题的复杂性，就必须回到起点，从一切事情的源头开始说起。这个起点就是人体的内分泌系统。

内分泌系统

大家不妨把人体的内分泌系统想象成一个交响乐乐团，每个腺体是乐团的一个成员，可以独奏，或者和其他成员一起合奏。无论如何，每个腺体都有其精确的任务。

睾丸是男性生殖器官，分泌睾酮（又称睾丸酮），睾酮素促进雄性性特征（汗毛、声音、生殖器等）的发育和形成，影响精子的生成，控制性欲。卵巢是女性生殖器官，产生雌激素，雌激素对人体发育成长、中央神经系统、心血管系统、生殖系统、皮肤组织、骨组织和肝脏都有重要作用。雌激素还会促进女性性特征（如乳房的发育）的出现，对月经周期起到关键作用。卵巢还会分泌维持妊娠所必需的黄体酮。

肾上腺位于两侧肾脏的上方，分泌肾上腺素和皮质醇，用以控制人体情绪。肾上腺素还能调节人体血液中矿物质的含量，可以说是维持人类生命的基本腺体。

肾脏不是腺体，而是人体器官，能够调节血压，参与人体内钙的转化。胰腺位于腹部，隐藏在胃的后面，负责分泌消化酶和调节血糖。

胸腺是重要淋巴器官，位于心脏上方，对儿童免疫系统的形成以及人体生物节奏的调节具有中心作用。

甲状腺位于颈部甲状软骨下方，气管两旁，调节人体内脂肪、糖和蛋白质的代谢，对大脑的发育也有作用。

脑垂体位于鼻子后方的颅腔内，正是这一腺体操纵着人体这台复杂、脆弱又精细的内分泌机器，源源不断地向人体灌输着一系列荷尔蒙，并与其他（几乎所有）腺体进行直接的、不间断的"对话"。在内分泌腺（见图1）这个庞大的交响乐乐团中，脑垂体会通过一道非常精确的荷尔蒙指令，告诉所有其他乐队成员何时演奏、何时停止以及弹奏强度等。

在这场人体化学交响乐中，所有腺体都需各自精确地分泌荷尔蒙，通过血液将指令传送到人体内各细胞、组织和器官。

然而，这个交响乐乐团的真正指挥却是下丘脑，是它在监督人体内荷尔蒙的来来往往，协调机体的平衡和功能。这样，人们才能够吃饭、睡觉、呼吸、奔跑、成长，以及利用有利条件进行生育繁衍。可以说，下丘脑才是真正的内分泌控制器，它一直不停地测定人体血液中循环的各种荷尔蒙的含量，将调节指令发送给脑垂体，让脑垂体和所有其他内分泌腺体直接对话。

因此，内分泌系统必须是极其牢固稳定的。我们甚至可以说，这一系统几百万年以来就没有变化过。人类

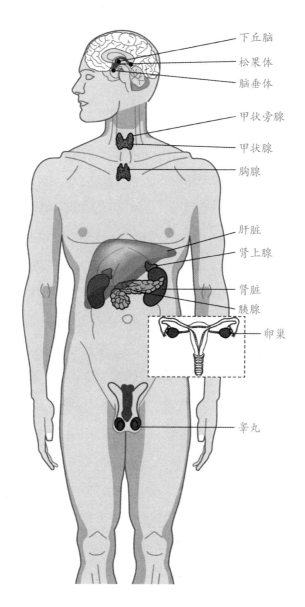

图 1　人体内分泌腺体　文森·朗德兰（Vincent Landrin）制图

和其他物种的内分泌系统基本一样，无论是乌龟、老鼠还是人，大家的荷尔蒙几乎都是一样的！

荷尔蒙内部网络

人体内有五十多种荷尔蒙，它们维持和控制着人的身体机能，大多数情况下是身体运转不可或缺的，有时甚至是维持生命所必需的。法国比赛特尔医科教学及医疗中心（CHU de Bicêtre）住院医师、大学教授和内分泌学家雅克·庸格（Jacques Young）解释说："这是一个完整的系统。所有器官共同运行，各器官之间通过荷尔蒙信息和神经系统进行永不间断的对话，维持整个机体的机能。"

简单来说，我们可以把荷尔蒙比作钥匙，把身体细胞内的信号接收器比作锁。雅克·庸格说："我个人更喜欢用电子钥匙这个比喻，因为电子程序是自动设定的。钥匙必须和锁眼相匹配，这就是所谓的信号特性。"当荷尔蒙来到相应的细胞面前时，它们必须出示是自己人的证明，也就是说必须要自证身份。如果它们没有发出正确的密码，细胞就不会解锁，不会对它们敞开大门。反之，如果一切顺利，荷尔蒙和细胞内的信号接收器相匹配，钥匙"连接"到锁眼里面，信号通路打开，引起细胞内的相关反应。

荷尔蒙木马

问题就出在这里。一些人工合成激素在结构上与天然激素十分类似，极具欺骗性，以至于人体根本不能识别，会将它们认错。然后，这些人工荷尔蒙就能成功地"欺骗"细胞信号接收器，进入细胞内部，扰乱细胞的正常机能。西奥·科尔伯恩在1996年就已经指出："在内分泌学教科书中，仍然存在一些论断，认为细胞信号接收器在甄别荷尔蒙化学结构方面，具有高度选择性识别功能，只会和预设可接受的荷尔蒙或者具有同类结构的分子结合。"事实上，西奥·科尔伯恩认为，这种论断是错误的，"研究人员发现，雌激素信号接收器能够和不同结构的分子结合，开锁的工具可以是类似天然雌激素的物质，也可以是锤子扳手之类的"。为什么信号接收器会如此好糊弄？这至今仍是一个谜题。[①]但是，信号接收器和细胞做出反应后产生的结果还是非常确定的。

一种化学物质对内分泌系统进行干扰有以下三种

---

① 激素有两种，一种是肽类激素（又称蛋白质激素），另一种是类固醇激素。肽类激素似乎不是人工合成激素模仿的对象，内分泌干扰素仿照的是类固醇激素。

方式：

  1. 它可以通过锁定信号接收器，模仿天然激素的行为，让信号接收器做出表面一切正常的反应；

  2. 它可以与激素信号接收器结合，阻止细胞做出反应，从而阻碍激素作用；

  3. 它可以妨碍或阻止激素的分泌或调节机制，也可以妨碍或阻止信号接收器的正常运行，从而改变天然激素在机体内的含量。

内分泌干扰素不会直接损害或者摧毁人体细胞，而是让细胞"对谁都打开大门"，从而严重扰乱人体的正常机能。

帕拉塞尔斯之死

帕拉塞尔斯（Paracelse）是 16 世纪瑞士的一名医生，同时还是天文学家、炼金术士和顺势疗法的鼻祖。在毒理学领域，他提出的一个原则曾经长盛不衰，即"任何东西都是毒药，没有无毒的东西；决定一种东西是否有毒的只有剂量。"换句话说，那就是剂量造就毒药（c'est la dose qui fait le poison ）。

　　从这一原则可以得出两个简单的概念。第一个概念就是，剂量越大，效果越大，也就是说效果和剂量成正比。所以，少量的一氧化碳会让人昏睡，大量的一氧化碳可能会致人死亡。第二个概念就是，应该存在一个可能观测不到任何毒性的最大剂量值。

　　直到今天，毒理学仍然奉行这些原则。可是，这些原则并非完全正确。一切都取决于相关的物质，因为人们越来越普遍地观察到所谓的"非单一化"效果。有些化学物质在低剂量的情况下，会比在更高浓度的情况下，产生更严重的效果。就在几年前，"低剂量"造成的严重不良反应可能还是人们完全意想不到的。

　　这当然是毒理科学的一大进步。虽然仍有许多毒理学家遵循帕拉塞尔斯的那些毒理原则，但越来越多的科学家已经开始用新的眼光分析事物。

　　很多例子可以说明毒理学的这种复杂性。例如，我们知道，不同剂量的己烯雌酚会在老鼠身上造成效果截然不同的反应。浓度非常低的己烯雌酚会致使动物体重飙升，极其肥胖，千倍的剂量反而会让动物变瘦！因此，如今从食品到化妆品，与各种消费品相关的大部分管理规定所依据的毒性界限理论不得不让人怀疑。

要么现在，要么永不

人体内的这个激素芭蕾舞乐团十分敏感，哪怕是一点微小的意外都会导致整个乐团出现故障，由此引起的不良反应可能是不可逆的，尤其是如果扰乱行为发生在人体发育过程中非常敏感脆弱的阶段。这些关键时刻被称为"暴露窗口"，在人的一生中共有三次。前两次是在婴儿出生前即受孕后和胎儿宫内发育期，第三次则是在青春期。

人体发育的这三个阶段至关重要，决定了一个人一生的健康状况。贝尔纳·热沽（Bernard Jégou）、皮埃尔·汝阿奈（Pierre Jouannet）和阿尔弗莱德·斯比拉（Alfred Spira）三位人体学专家认为："人体发育有几个关键阶段。这些关键阶段持续时间往往很短，几个小时或者几天，在这期间，人体的某些器官或者功能发育成熟。时间进程上几天的差异有可能就意味着完全不同的结果。"①

这就是"要么现在，要么永不"（maintenant ou

---

① 贝尔纳·热沽、皮埃尔·汝阿奈、阿尔弗莱德·斯比拉：《人类是否面临生育危机？》（*La Fertilité est-elle en danger ?*），探索（La Découverte）出版社，2009 年，第 54 页。

jamais）的原则：如果一种毒素扰乱了人体激素的舞步，使得某种激素不能或者难以在适当的时候控制细胞，那么整个系统就会出现故障；故障一旦发生，人体就绝对不会有第二次机会来弥补。各器官的发育都有其严格的时间表，就发育的成熟期而言，心脏是在孕期第三周到第五周，耳朵是在孕期第四周和第二十周，尿道是在孕期第十一周。走错路的旅客可以回头或是再重新找路，但人体细胞却不能。没有很好完成的那些细胞就会成为既定的历史，残存在身体上。

延迟反应和跨代反应

这种不可逆性可能很久之后才会在个人的身体上表现出来。美国国家环境卫生研究所（NIEHS）所长琳达·比恩鲍姆（Linda Birnbaum）解释说："暴露本身可能已经停止，但是，对身体发育造成的影响以及后续不良反应开始形成。"结果就会是，婴儿在出生时没有表现出任何不适，但其体内隐藏的不适会继续发展，并且后发出来（即延迟反应，effets différés）。

更为严重的是，有些内分泌干扰素引起的危害会转移到下一代，这就是所谓的"跨代反应"（effets transgénérationnels）。例如，曾经在某一时刻暴露在某些化学物质中的孕妇生的孩子可能会"被感染",而这个孩子将来生的孩子可能会"伤痕累累"。也就是说,曾经接触过某些化学物质的孕妇的后代的身体也可能会受到损害,这一点实在是让人心寒。己烯雌酚就是这种化学物质。在由它导演的健康悲剧中,受害的并不是服用过这种药品的母亲,而是她们的后代,而且还是在很多年之后才表现出来。如今,母亲曾经在妊娠前期服用过己烯雌酚的年轻女性患阴道癌的数量高于平均值,而且这种疾病是在她们出生十五年后,也就是她们进入青春期时才会发作。战战兢兢的日子是何其残酷,母亲们也不愿意遗传给后代这样沉重的包袱,但却无可挽回。

鸡尾酒混合效应

读到这里,您是不是已经承受不住了?可是,这还没说完呢。科学家碰到了一个他们远远不能解决的难题,那就是化学分子的"鸡尾酒混合效应"(cocktails de molécules)。请想象一下,吧台调酒师用来混合各种酒水和风味饮料的摇酒器。那么,我们完全可以把空气、水或者食物看作是这样的巨型摇酒器。在这些巨型摇酒器里面,各种化学分子以令人难以想象的速度不断相互碰撞。在碰撞中,各种原子离开原来所在的混合体,再与其他原子组成新的混合体，永不停歇。2011年，法国议会关于内分泌干扰素的一份报告如实指出："我们的同胞不是暴露在一种化学物质中，而是长期暴露在各种浓度的大量的化学物质中。"我们前面已经指出过，许多关于尿液或血液的分析研究都显示，在同一个人的身体里有几十种不同的人工合成化学分子——因为不幸的是，人体也是无比复杂的化学混合物聚合的地方。

每日新增 20000 种化学物质

"90389939，90389940，90389941……"这一连串的不断递增的数字出现在美国化学学会（American Chemical Society）旗下的美国化学文摘社（CAS）的网站上。美国化学文摘社致力于"发现、收集和组织世界上已知的化学物质信息"。他们每天收录的世界上新发现或新发明的化学物质在15000~20000种。每种物质都会有一个CAS编号，便于以后处理或者进行科学实验时加以识别。这些编号也可以给解毒中心研究儿童用的墨水和颜料成分提供参考，万一哪天孩子因吞食了画画颜料而出现中毒症状，解毒中心可以不再束手无策。

这是否意味着世界上有9000多万种化学物质在流通呢？不是，这只是说地球上确实有这么多化学物质，但并不是所有化学物质都被用来制造相关产品。瑞士联邦水科技研究所（Eawag）指出，全球每年制造的 4 亿～5 亿吨化学品所使用的化学物质大约有 3500 万种。

对于所有化学分子不可避免地碰撞引发的后果，人们了解多少呢？到目前为止，人们在这方面的知识几乎为零。总共有多少种化学分子？新的化学分子有多少？一个世纪以来，释放到环境中的那些千千万万种化学物质相互结合而成的新生副产品有多少？没有人能够给出一个最低限的估算值。制造或销售这些化学品的商家只会对某一种化学分子进行单独测试，而政府卫生部门因缺乏专门研究资金，只会依赖这些商家给出的研究报告。①

尽管如此，还是有许多科学家致力于研究化学物质的鸡尾酒混合效应，初步的研究结果也让人担心。科研人员发现，多种化学物质混合之后，各成分产生的作用有时会累加，有时甚至会翻倍。例如，如今经常出现在

① 法国国家食品、环境、职业健康与安全署（ANSES）目前正在研究人们接触频率最高的化合物的特征，为此专门设立了名为伯里克利（Périclès）的研究项目。研究人员选取了法国人真实饮食环境中具有代表性的，由 2~6 种农药混合而成的 7 种化合物，进行试管实验，观察这些混合物对人体细胞造成的影响。

同一粒葡萄中的杀真菌剂，包括嘧霉胺（pyriméthanil，又名施佳乐）、嘧菌环胺（cyprodinil，又名塞普洛）和咯菌腈（fludioxonil，又名护汰宁）3 种。英国一项实验室研究发现，当这三种杀虫剂同时存在于细胞里时，它们对细胞造成的损害能够达到它们单独作用时的 20~30 倍。

丹麦大学国家食品研究所（National Food Institute）教授乌拉·哈斯（Ulla Hass）解释说："我们对化学物质混合物的毒理研究结果表明，0+0+0 = 60% 的畸形，所以我们在研究中要学会这种全新的数学运算公式。"乌拉·哈斯的许多实验结果证明，暴露在 4 种内分泌干扰素之下的老鼠会患有严重的外部性器官畸形，严重程度比每种化学物质单独作用要高得多。关于这一点，研究鸡尾酒混合效应的毒理学专家安德烈斯·科尔滕凯姆普（Andreas Kortenkamp）表示："忽视多种化学物质的协同效应，会导致大大低估暴露在多种扰乱男性性特征发育的化学物质中所引起的风险。"

1991 年，关于内分泌干扰物的温斯普里德会议结束时，西奥·科尔伯恩和参会专家签署了温斯普里德会议宣言。该宣言预测："如果内分泌干扰素对环境的污染不能得到快速的控制和减少，那么，所有人都可能会出现身体机能紊乱。"

第 3 章
流行性慢性病

　　当一家人茶余饭后聊天时或者晚间电视节目嘉宾辩论时，如果有人胆敢质疑科学发展和技术进步带来的好处，总会被人劈头盖脸地用一个无可争辩的强大理由驳斥："人的寿命在增加，不是吗？"在 18 世纪，很少会有儿童能够活到老年，因为法国人的人均寿命只有 25 岁。1810 年，因为发明了天花疫苗，法国人的人均寿命增至 37 岁，1900 年达到 45 岁。2012 年，男性人均寿命攀升到 78.5 岁，女性达到 84.9 岁。所以，感谢抗生素，感谢疫苗，感谢儿童医学的发展。然后，接下来的计划是什么？联合国的一个部门预测，法国在 2300 年人均寿命会达到 105 岁！那么，在这个美丽新世界，一切真的都那么美好吗？以下两个事实足以浇灭人们的期待。

　　一是，如今的老年人出生于化学刚刚起步摸索的阶段，他们在胎儿发育期和儿童成长期都没有暴露在杀虫剂和人工合成化学物质中。从他们的寿命来推测在无数化学物质铺天盖地的时代孕育和成长起来的他们的后代的寿命，就显得十分草率。二是，人的健康寿命，即人能够维持独立的日常生活功能、没有慢性病的年限，是在下降的。2005—2010 年，男性的健康寿命从 62.8 岁缩减到 61.8 岁，女性的健康寿命从 64.6 岁缩减到 63.5 岁。看似没缩减多少，但是，这表明了一种令人担忧的趋势，那就是老年人的生活质量越来越差，同时，慢性病全面爆发。

寻求因果关系

对于有些问题，科学并不能给出完美的答案，所以也就不会无懈可击。例如，某些疾病的大规模爆发和内分泌干扰素之间是否有确定的联系，人们很难提供绝对科学的证据。难道我们得要求怀有男孩的孕妇不断地舔舐布满酞酸酯的浴帘，才能证明这类化学物质确实会扰乱胎儿男性性特征的发育？难道我们要让小女孩含服杀虫剂药片，才能有效证明这些化学物质会导致女孩早熟？当然不可能。大部分实验都是在啮齿类动物身上进行，而制造商一旦发现实验结果能够很好地说明问题时，总是试图以此来弱化实验结果。研究员安娜·萨托（Ana Soto）对此非常气愤，她说："如果我发现了什么，人们就会说：'啊！可这是老鼠啊！'"[1]

责任证据

没有人能够证明在某个特定时刻暴露在某种化学分子中就会导致癌症，原因就是闯祸的内分泌干扰素没有留下任何无可争辩的生物标识。各种石棉病就是如此。在法国，每年至少有 3000 人死于石棉病。其中，唯一的例外就是非常恐怖的间皮瘤。间皮瘤是一种胸膜[2]癌，经常又被称为"石棉癌"，它唯一的病因就是石棉这种物质。法国在 1997 年禁止使用这种致癌纤维，此前的众多受害者经过了令人精疲力竭的诉讼后，才从法庭得到了些许支持：不再由病人提供证据证明石棉是其患癌的原因，他只需要、也必须证明自己曾经接触过石棉。在法庭审

---

[1] 转引自斯蒂芬·奥莱尔（Stéphane Horel）：《强烈侵袭：关于毒化人们日常生活的产品调查》（ *La Grande Invasion : enquête sur les produits qui intoxiquent notre vie quotidienne* ），此时此刻（Editions du Moment）出版社，2008 年，第 184 页。

[2] 胸膜是指覆盖在肺表面的一层浆膜。

理中，要由雇主来证明石棉并非是他的员工患癌的原因。这在法律术语中称为举证责任倒置（inversion de la charge de la preuve）。如果没有这一关键性的转变，石棉病在大部分时候可能仍然被忽视。那么，将来是否有一天，内分泌干扰素的举证责任也会得到同样的支持呢？

前途不知多久之后才会变得光明，但现在可以确定的是，公众的健康越来越恶化。在法国，诸如癌症多发、肥胖、糖尿病、阿尔兹海默症、不孕不育等，已经不再是禁忌的话题。

读者肯定会问，这些难道不是因为吸烟？酗酒？贪吃懒动？或者先天遗传？没错，所有这些因素肯定都有关系，但为什么这些疾病会突然间发展得如此迅猛？

符合逻辑的解释应该是人们的身体在对"某个东西"做出反应。就像60年前的美国鹰面对DDT一样，我们机体的负担过重，似乎已经被重负压垮。当然，内分泌干扰素不是解释世界上所有疾病的万能钥匙，但疾病发展之快、强度之大以及全世界科学家得出的研究结果之一致，无不指向人工合成化学。这些化学物质只用了几十年的时间就在我们的身体里无孔不入。

癌症？

　　让我们来看一组确定的数据：在法国，癌症新增患者从 1980 年的 17 万例，上升到 2012 年的 35.5 万例，增加了 110%。诚然，法国人口在老化；诚然，医学诊断在进步，但是，这些都不能严谨地解释癌症爆发的原因。尤其是激素依赖性癌症患者数量飙升，这种癌症在对激素敏感的人体组织里形成——这种组织也对内分泌干扰素敏感。在三十年间，法国前列腺癌患者的数量上升了五倍，并且保持着每年新增患者数量之最的纪录，超过了芬兰和丹麦。法国乳腺癌患者的数量在二十年中也翻了一倍（每年新增患者 4 万例），成为世界上每年乳腺癌新增患者数量第二大的国家。至于睾丸癌这种疾病，大多发生在年轻男士群体中，因此并没有被列入系统诊断，患者数量在 1985—2005 年间增加了两倍，并且地区差异

性很大 [①]。法国参议院在 2011 年关于内分泌干扰素的一份报告中指出，虽然睾丸癌只占到癌症疾病的 1%~2%，"虽然死亡率很低，但却是新出现的公众健康问题。"

早熟？

现在，青春期的年龄问题已经在全世界敲响了警钟，因为事情已经一团糟了。虽然法国的女孩月经初潮还维持在 12.6 岁，但乳房的发育却比三十年前平均提前了 9 个月。这个数字看上去似乎也没什么，可是考虑到这一改变所用的时间之短，而且这期间法国人的生活条件并没有太大变化，那么这个数字就是触目惊心的。肯定有什么原因导致了这种刺激人的现象，到底是什么呢？

为此，蒙彼利埃医疗中心（CHU de Montpellier）荷尔蒙科主任、儿童内分泌专家查尔·绪尔当（Charles Sultan）教授可以提供一些数据供我们观察分析。1993—2007 年，每年会有 9 名不到 8 岁的女童超出早熟年龄界线，2008 年

[①] 法国国家卫生监督研究所（InVS）的报告显示，睾丸癌在法国东部地区（阿尔萨斯和洛林）和西部地区（布列塔尼和卢瓦尔河流域）发生率比较高，而在巴黎地区和朗格多克—鲁西永地区则较低。

这一数字上升至 43 名，2013 年达到 100 名，并且还在不停地继续攀升。查尔·绪尔当多年来一直研究杀虫剂和生殖系统紊乱之间的联系，他遇到的最令人惊愕的案例是一个名叫克拉拉（Clara）的婴儿。这个婴儿来就诊的时候只有 4 个月大，可她的乳房已经有"一个橙子那么大"，子宫是同龄孩子的两倍，而且已经来过三次月经。当时，婴儿的父母住在一个存放着 22 吨农药的农场里。所幸的是，这样惨烈的案例还是极其少见的。

女孩身体早熟这种现象是世界性的。在美国，约有 15% 的女童 7 岁时乳房就开始发育，将近 20% 的女童 8 岁时就开始出现阴毛，并且这些早熟女童中将近三分之一的人体重超标，甚至出现肥胖现象。现在的科学普遍认为，肥胖会促使女童乳房过早发育，因为脂肪组织产生雌激素，而雌激素正是女孩青春期身体内主要的女性性荷尔蒙。

男童生殖器畸形？

简单来说，男女性别是人在胚胎时期由遗传基因决定的。前六周的胚胎里有一些性腺，这些性腺可以转变成睾丸或者卵巢。胚胎发育的第 7 周，染色体 Y，即男性性染色体，开始发挥作用，发出信号，促使睾丸发育。这一染色体的作用开始于此，也止于此，之后由睾丸接手，开始掌管所谓的"性区别特征"的发育形成，尤其是操纵生殖器官的发育。这个非常关键的阶段一直持续到妊娠前三个月，生殖器官在这期间彻底形成。然而，大量的科学研究指出，正是在胚胎男性性特征发育的这段时期里，睾丸素的分泌越来越经常受到干扰。那么，由此导致的结果有哪些呢？

有一些是人们已经了解的。比如，在阅读此书之前，您应该早就听说过隐睾症、尿道下裂或者小阴茎了吧？这些男性生殖器畸形病不仅没有消失，近四十多年来还一直处于上升趋势。我们先来说说隐睾症（cryptorchidie）。法语中这个词是由 crypto 和 orchis 这两个希腊单词组成的，意思分别是"隐藏"和"睾丸"。隐睾症是一种常见疾病，症状是有一个或者两个睾丸长在腹部，没有下降到阴囊里面。这种畸形与睾丸素以及胰岛素样因子有关，可以通过荷尔蒙或者外科手术来治疗。法国有 2.54‰的 7 岁以下的男孩患有此病。患者的数量是在逐年上升吗？关于这个问题，许多研究报告给出的数据大相径庭，但都趋向一点，那就是患者的数量在不同国家，甚至不同地区，有很大变化。这有两方面的原因：一方面是因为不同地区在诊断和医疗费用报销方面会有差异；另一方面，有些研究人员认为，生活环境的不同也会造成差异。

但是，无论如何，这种畸形会给男孩将来的生活造成不良影响，因为他的生精能力可能会减弱，而且许多研究结果显示，患有隐睾症的男孩将来患上睾丸癌的风险也会增加 2.6~4.2 倍。

在法国，每 125 名新出生的男婴中，就有 1 名患有尿道下裂的疾病，即他的尿道口不在阴茎末端。这会造成婴儿排尿困难，而且如果在童年时期不接受手术，将来射精也会有问题。法国国家健康和医学研究院指出："法国现有研究数据表明，从 70 年代末到 2000 年年初，尿道下裂这种疾病的发病率[①]呈明显增长趋势。"当然，因为这方面的数据有很大的地区性差异，所以该研究院在这一点上一直保持谨慎的态度。

至于小阴茎病症，患有这种畸形疾病的男性在成年时期，勃起时的阴茎长度还达不到 7 厘米，而且经常还同时患有隐睾症或者尿道下裂。根据查尔·绪尔当的观察，如果父母在工作中接触杀虫剂，那么他们孕育的男孩患上这种综合畸形的概率是平常男孩的四倍。

---

① 发病率（incidence）是指某一段时期内特定人群新发生某一疾病的比率；患病率（prévalence）则是指某特定时间内总人口中某种疾病的波及程度（包括新病例和老病例）。

精子都去哪儿了？

此外，还有一种令人意想不到的身体机能失调情况，即男性精子数量似乎一直呈减少趋势。1992 年，丹麦教授尼尔斯·斯卡克巴克（Niels Skakkebaek）在分析了1930 年以来出版的所有关于精子质量的研究后，震惊地发现精子的数量大概降低了 50%，从 11300 万个 / ml 降到了 6600 万个 /ml。虽然这还不会导致人们孕育不了孩子，但绝对也足以让人恐慌了，以至于这一论断遭到科学界的普遍怀疑。于是，大量统计学家和流行病专家对尼尔斯·斯卡克巴克的数据进行严格的综合和分析，提出质疑。

这是因为这些人类"小种子"的大量死亡背后涵盖了某种人们不能承受的东西。首先，这触碰到了人类能否继续繁衍生存的问题；其次，大量精子消亡的速度之快，只用了两代人的时间，排除了一切基因遗传的因素，使得我们不得不直面我们的生活方式。时间一年年地流逝，这方面的研究也一直持续不断，但所有研究都趋向同一个结论。例如，法国莱克郎兰－比赛特尔医科教学及医疗中心（CHU du Kremlin-Bicêtre）的人类精子和卵子保存与研究中心（CECOS）对 1750 名捐献者的精子分析得出的结论也是一样的。按理说，合格的精子捐献者应该没有这方面的问题。但是，上述研究显示，1973—1992 年，捐献者精子的数量每年减少了 2.1%，从 8900 万个降到 6000 万个；2005 年，这一数字只有 4990 万个。那么，精子数量骤减到此就终止了吗？这种乐观是没有任何根据的，因为现有数据都是依据以 1954—1970 年期间出生的男性为样本所进行的分析。而在这之后孕育和出生的年轻人，他们的生活环境已经普遍受到各种新发明的内分泌干扰素的影响，他们的精子数量的真实情况又是怎样的呢？还有 21 世纪出生的男孩，等他们到成年时，生精能力还能不能达到 2000 万个 /ml 这一少精症的界限呢？

法国国家卫生监督研究所在近期的一项研究中发现，男性精子的质量和他们的居住地有很大关系，并由此提出两个问题。第一个问题，阿基坦和比利牛斯这两个法国重要的葡萄种植区的男性精子数量减少最多，这是否意味着罪魁祸首是杀虫剂？因为法国葡萄园种植面积占全国农业用地面积的 3%，使用的杀虫剂数量是全国农用杀虫剂总量的 20%。第二个问题，精子数量较少的男性是否受害于他们的母亲在妊娠期曾经暴露在杀虫剂中？有时候，提出问题就已经意味着开始寻求答案了。

II 型糖尿病？

II 型糖尿病 [1] 是一种完全与荷尔蒙系统有关的疾病。胰岛素是一种由胰腺分泌的荷尔蒙，正是胰岛素的功能失调才导致机体血糖调节出现紊乱。II 型糖尿病会对身体造成许多严重危害，能够引起眼部、肾脏和血管等方面的疾病。下面一系列的数字让人触目惊心：1980 年，全世界糖尿病患者是 1 亿 5300 万，如今大约是 3 亿 8000 万，到 2018 年很有可能会达到 5 亿。在中国和美国，1/10 的成年人患有糖尿病，而这一数字在 1980 年却还不到 1%。根据法国国家卫生监督研究所的报告，2000—2006 年，法国糖尿病的发病率上升了 21%。2014 年，法国有 400 万糖尿病患者，这一数字在未来十年会达到 500 万。造成糖尿病患者数量增加的原因可能主要是人们在成年期，而非胎儿期，与各种内分泌干扰物接触，如双酚 A、酞酸酯、溴系阻燃剂、砷、杀虫剂和持久性有机污染物（英文缩写

---

[1] 糖尿病有两种类型，最常见的就是 II 型糖尿病，85% 的患者都是这种类型。当胰腺分泌的胰岛素不能再调节血液中糖的浓度时，就会引起 II 型糖尿病。这种类型的糖尿病最初是没有症状的，从出现血糖过高到确诊，可能会需要 5~10 年。

为 POPs，如多氯联苯和二氧杂芑。二氧杂芑又名二噁英，英文名称为 dioxins）和杀虫剂。

肥胖？

我们的世界仅仅用了二十年的时间就变成了"XXL号"。20 岁以上的人群中，有 14 亿 ~15 亿人的体重超标，其中有 5 亿人患有肥胖症。另外，这种现象不只发生在发达国家，在发展中国家也越来越常见。三十年间，世界上发展中国家肥胖症的人数增加了三倍。令人恐慌的不只是肥胖带来的各种健康问题，还有肥胖症的流行速度：2012年，15% 的法国人患有肥胖症，这一数字几乎是 1997 年的一倍。2006 年，3~17 岁的儿童和青少年中，有 18% 的人体重超标，3.5% 的人肥胖，而在 1980 年，同一年龄段的人群中只有 5% 的人体重超标。导致这种有利于脂肪囤积的能量代谢功能紊乱的原因有很多，如基因遗传、懒动、饮食、剖腹产出生，等等，但越来越多的科学研究将其原因指向双酚 A、杀虫剂和众多其他日常生活用品中含有的化学物质的"致胖"性。简略地说，就是这些化学物质可能会在人体发育早期，将身体内的干细胞转化成脂肪细胞，脂肪细胞的作用就是存储脂肪，让人不得不一直不停地为维持健康合理的体重而努力。

自闭症？

2014 年 1 月，加拿大魁北克卫生和社会事务部（MSSS）部长维罗尼卡·希沃（Véronique Hivon）声称一场"自闭症海啸"正在袭来。那么，内分泌干扰素是否在这场海啸中发挥了作用呢？世界卫生组织也开始严肃对待这个棘手问题。但是，无论如何，现在自闭症患者数量上升这一点是十分确定的。根据通过科学方法得到的最可靠数据，2002 年，年龄为 8 岁的美国儿童中，150 人中就有 1 人有精神发育障碍。2009 年，这一数字变成了 1/110，2014 年达到了 1/68。因此，包括深度自闭症、雷特（Rett）综合征或亚斯伯格（Asperger）综合征等在内的精神发育障碍疾病患者人数，与 2002 年相比上升了 123%。在被确诊的儿童患者中，40% 的孩子的智商低于 70。另外，患有注意力缺失症（或多动症）的人数也大幅上升，2011 年有 11% 的儿童和青少年被确诊患有多动症，而在 2003 年，这一数字只是 7.8%。

男童自闭症患者是女童自闭症患者的五倍，这一现象说明这种疾病应该与性激素有一定的关系。另外，有大量资料证明，甲状腺激素在胎儿神经发育中起主要作用。新生儿出生时一般都会采集足底血，来检测婴儿血液中甲状腺激素的浓度，从而预防发育迟缓和学习障碍。对全美9910万医保参保人员展开的一项研究结果显示，自闭症患者的地区分布特征和生殖道畸形患者的地区分布特征是近似的，而内分泌干扰素和生殖道畸形疾病之间的联系早已无须证明。自闭症儿童患有生殖道畸形的风险是正常儿童的5.5倍。那么，到底是哪些污染物和自闭症有关呢？当然还是那些内分泌干扰素：多氯联苯、某些无处不在的双酚A、某些种类的二噁英、溴系阻燃剂、持久性有机污染物、某些种类的溶剂等。

其他有待探究的疾病

2013年2月，世界卫生组织和联合国环境规划署发表了一份关于内分泌干扰素的报告，向畏惧此问题的全世界各国发出警示，引起巨大轰动。这份报告中有几页谈到了与女性生殖系统相关的一些典型性疾病，如多囊卵巢综合征、子宫肌瘤和子宫内膜异位症。多囊卵巢综合征的症状表现为月经期不规则、月经量过少或者无月经、顽固性痤疮和汗毛浓密。子宫肌瘤表现为子宫内出现良性纤维瘤，约有25%~50%的妇女患有子宫肌瘤。至于子宫内膜异位症，世界上每10名妇女中就有1名患有此症，症状是在子宫外的身体部位出现了一种类似子宫膜的组织。世界卫生组织和联合国环境规划署只是谨慎地指出这些疾病的基因遗传性，但并没有给出正式的结论，认为各种化学物质是导致这些疾病的成因。与此同时，他们诚邀全世界的科学家对这一问题进行深入研究。

第4章
它们无处不在

含多氯联苯的三文鱼和融化奶酪、含二噁英的甜黄油、含杀虫剂的葡萄汁、含砷和汞的金枪鱼……这难道是哪个女巫炮制的一场盛宴？非也，这只不过是孩子们营养餐中含有的污染物一览，是未来世代组织对按照官方营养建议给孩子们配制的一日四餐进行分析后得出的结论。除此之外，在这些营养餐中还发现了128种合成物残留，总共代表了81种不同的化学物质（同一种化学分子会出现在多种食物中）。那总共有多少种内分泌干扰素呢？不少于37种！三文鱼、碎肉牛排和奶制品这些食品更是承载各种化学物质的佼佼者，因为脂肪容易吸附污染物。由于农药残留的关系，水果和蔬菜中含有的致癌物质种类数不胜数，更不用提内分泌干扰素了。

每日容许摄入量

这种事情怎么可能呢？很简单，因为世界上包括法国在内的所有国家，对食品中含有的各类化学物质的浓度制定了看似十分严格的标准，从而准许了这些物质的存在。这就是所谓的每日容许摄入量（DJA）。[①] 这一术语是在20世纪50年代，农作物开始大量使用杀虫剂时才出现的。每日容许摄入量的计算方法非常复杂，但原理很简单，即消费者一生中每日摄入这种化学物质不会对身体健康造成风险的最大剂量。这一剂量通过在动物身上进行实验得出。每种制品都有各自的每日容许摄入量，每餐都有几十种化学物质。然而，每日容许摄入量这一概念的严格性和可信度受到了内分泌干扰素这类化学物质的严重考验，因为科学家发现有时非常微小的剂量就足以引起许多不良反应。如草脱净（atrazine）这种除草剂，它的"最大健康值"——用于饮用水的每日最大摄入量曾经被定为60ug/L。2011年，塞西尔·谢弗里耶（Cécile Chevrier）及其雷恩国家健康和医学研究所的

① 每日容许摄入量通常是用每公斤体重的毫克数来表示，只应用于各种农药和添加剂（如防腐剂、乳化剂、着色剂、甜味剂）。

044 团队的研究结果显示，被这种饮用水中含有的除草剂感染的孕妇，摄入的剂量即使极其微小，生产小体重婴儿的风险也要比正常孕妇高出 50%，生产头围低于平均值的婴儿的风险要高出 70%。

隐秘迁移

有时，有些污染物"纯属偶然"地出现在人们的餐桌上。在人们无意识的情况下，很多污染物早已融入我们的饮食中了。意识到这一点花费了人们太长的时间！尤其是关于那些能够脱离本来所在的物品到处迁移的化学物质。例如，一些含有酞酸酯或己二酸酯（adipates）的食品塑料包装，人们经常会连同食物一起在微波炉里加热；还有满是双酚 A 的罐头饺子盒，人们经常会刮刮罐头盒底，或者更悲摧的是在野营的晚上，连同盒子一起放到火上烤，等等。有谁告诉过我们这么做对身体很不好呢？

含锌咖啡对荷尔蒙有害吗？

大豆、胡萝卜、咖啡、红酒或者啤酒等许多食品中都含有影响人体内分泌系统功能的活性物质，那么既然如此，是不是可以认为由人工合成化学物质引起的结果与进食这些食品产生的作用是类似的呢？制造商就是一直运用这样的逻辑策略，不停地一点点打消人们的疑虑。欧洲塑料工业协会（Plastics Europe）对这一点持有支持的态度，认为"在（一定范围内的）高摄入量之下，人们可以消费这些食品饮料，不用担忧。同样的道理也适用于具有类似作用的各种化学合成物质。"简单地说，就是在一定界限之下，任何物质本身都是无毒的。因此，根本无需向公众说明双酚 A 的毒性，一切都是一个关于量的问题。绿党议员让-路易·卢梅迦（Jean-Louis Roumégas）对此反驳说："这纯属扭曲科学。咖啡因确实会在人体内引起一些内分泌反应，但它不会对机体造成任何不可逆性的损害。另外，咖啡对人体的作用既不是延迟性的，也不会跨代遗传。所以，将这些食物和那些能将雄性青蛙转变成雌性青蛙的物质相提并论，肯定动机不纯。"

食物链中污染物的升级

随着时间的推移，许多食物变得可疑，如一直被认为是健康、美味又营养的代表性食物——鱼肉。现在，人们发现许多品种的鱼的肉中含有的污染物很可怕，法国国家食品、环境、职业健康与安全署（ANSES）不得不提醒人们加强警惕。例如，某些淡水鱼和野生食肉鱼，这些鱼一生中捕食过成千上万条鱼，而作为它们食物的那些鱼本身又捕食过无数其他食草鱼，但海藻有可能是被污染的。人们在食肉鱼中检测出了浓度较高的二噁英、汞和多氯联苯，这些物质"对中央神经组织的毒性作用在围生期尤为严重"。所以，对于女童、青春期少女、生育期的妇女、孕妇、哺乳的母亲以及三岁以下的儿童来说，只能与鳗鱼、鲤鱼、梭鱼、鲈鱼、剑鱼、鳐鱼以及金枪鱼这些美味说再见了，因为所有这些人群都在此限制之内。至于其他大众，人们也不再像以前那样大力提倡食用海产品。法国国家食品、环境、职业健康与安全署认为，每周食用两份鱼肉就足够了，同时建议食用鱼的品种要多样化，鱼的来源地也要多样化。当然，这些建议与人类贪吃造成了捕鱼过度、捕鱼过度又导致了资源衰竭无关。

嘴是双酚 A 的滑梯

直到最近，科学家还认为，人们吃进身体里的大部分双酚 A 先在胃中停留，然后再由肝脏"过滤"掉，我们吃下的所有双酚 A 只有 1%~2% 会对身体造成影响，也就是说，根本不会有什么影响（但即使按照小剂量原则，这一数字也已经太高了）。然而，法国国家农业科学院（INRA）和图卢兹国立兽医学校（École nationale vétérinaire de Toulouse）的研究人员发现，舌黏膜和口腔黏膜极其薄弱并布满血管，是进入人体血管网络的大门。因此，当同样剂量的双酚 A 被放在口里时，进入血液的浓度是直接吞入身体里所吸收的 100 倍。这一发现的意义十分重大，一方面说明了大众对化学物质暴露途径的无知，另一方面也说明必须要重新审视各类化学制品危害性的测评过程。

死水

一个体重 70 公斤的成年人身体里含有 45 升水，所以关注每天进入我们身体内的水的质量就显得尤为重要，无论是液态水还是食物中的水。如果严格地从化学层面来说，日常自来水管中流出的水并不让人放心。

通过添加化学剂把被污染的水变成"干净健康"的水，这一点本身就是在赌博。现在，41% 的潜水层的化学状况非常糟糕。在法国，许多分析研究指出，被调查的河流湖泊中，93% 都检测出杀虫剂的存在，而这 93% 中有 1/3 杀虫剂的浓度极高，已经不适宜饮用。另外，被检测到的化学物质中，浓度最高的是一种早在 2003 年就已经被禁用的农药——草脱净。这种除草剂是非常典型的内分泌干扰素。

要是只有农药就好了。几十年来，渔民和科学家们相继注意到雄性鱼有雌性化现象（一种生育障碍，即睾丸里出现卵巢）。是不是鱼类吞食了涌入河流中的塑料微粒导致的呢？这是值得探究的方向。欧洲议会的报告这样写道："塑料不是惰性物质，在常规状态下，塑料中含有许多种化学添加剂，有时浓度还会很高；这些化学添加剂可能会是一些内分泌干扰素或者致癌物质，或者会引起其他一些毒性反应，原则上能够在环境中迁移，虽然迁移的数量有限。"那么，在水中流动的，哪怕是"数量有限"的增塑剂、阻燃剂、着色剂、溶剂、固化剂、稳定剂、润滑剂等这些塑料添加剂引起的结果是什么呢？结果肯定是恶劣的，更何况一个研究新生污染物的实验室还指出："某些内分泌干扰素的代谢物①的毒性通常和它们的母体分子的毒性一样高，却很少被研究。"

---

① 这里是指一种化学分子通过机体代谢后转换成的混合物，通常是污染效应的显现，有时毒性比原来的活性物质更强。

河流不缺药

河流是不是已经变成了"药店"呢？这也是原因之一。人们确实可以测定诸如抗癌药、阿司匹林、扑热息痛、咖啡因、避孕药片中的激素和治疗更年期的药物成分，以及其他所有用于动物饲养的药品成分等在河流中的含量。可以说，江河湖泊简直就是各种药品的汇集处，这些药品经由家用或医院马桶被排入河流，只有（很少的）极其高端的废水净化站声称可以拦截。法国环境与农业科技研究院（IRSTEA）发现，"家用废水净化站并不是用来处理微污染物的！"瑞典自 2010 年以来将药品按照对环境的危害程度分出等级，以此告知医生、药剂师和病人，他们的选择对环境所产生的影响。现在，瑞典政府在研究能否根据这一标准调整医药报销的比例。法国在这方面却无任何类似作为，不是没有技术和条件，而是政府没有这个意图。在微污染物研究方面，我们才刚刚起步。

要不要喝瓶装水

那么，难道要抵制自来水，只喝泉水或矿泉水吗？我们在这里先不谈与矿泉水的生产、运输以及矿泉水塑料瓶的处理相关的生态问题，只是来看水的毒性问题。
2012 年，法国约有 300 万居民家中的自来水农药超标，
这还只是保守估计。这 300 万居民也许会自我安慰地说
农药主要是通过固体食物进入人体，从自来水中摄取的
农药只占整个饮食中的 5%。但是，他们忽略了一点：自
来水中大部分超标严重的农药恰恰可能是一些内分泌干
扰素，而对于这些化学物质来说，"可忽略暴露"的原则
没有任何意义。另外，双酚 A 会从含氯的环氧树脂供水
水管中析出这一点也令人担忧。

2013 年，《6000 万消费者》（ *60 millions de consommateurs* ）
月刊和自由法国人权组织（France Libertés）发起了一项
关于水质的研究，科学人员采集了法国三个省的自来水
样本以及 47 种瓶装水进行分析。关于自来水的研究结果
不存在什么疑问：在 10 份样本中，有 8 份含有 85 种查
找的化学分子中的 1~4 种，尤其是在 70% 的水样中都含
有草脱净（或者这种农药的代谢物），20% 的水样中含有
另一种被认为是内分泌干扰素的农药，30% 的水样中含
有他莫昔芬（tamoxifène）。然而，瓶装水样本的检测结
果却令人困惑：研究人员在 5 瓶样本水中发现了两种可
用于血管扩张的药物成分和治疗乳腺癌的常用人工激素。
这些物质是哪里来的？这一结果是否具有普遍性？负责

监督这些瓶装水质量的当地卫生部门，并没有将药品成分列入水质检测的清单中。矿泉水行业工会因此要求卫生部门重新审视水质检测标准，但这一请求被驳回。

聚酯切片，含有酞酸酯吗？

塑料水瓶会不会析出一些内分泌干扰素呢？对于公司里常用的桶装水的塑料水桶来说，这早已是一个公开的秘密：制造塑料水桶用的聚碳酸酯（polycarbonate，简称 PC）可以说是双酚 A 的巢穴。至于日常的塑料水瓶，则是由聚酯切片（PET）构成的，虽然这种物质名字中含有"酸酯"，但实际上其组成成分中并没有酞酸酯。PET 是不是一种具有潜在毒性的材料呢？矿泉水行业工会肯定地说："酞酸酯在我们的环境中无处不在，但塑料水瓶中没有。"这一论断从化学理论上来说是正确的，但在实践中却不是完全正确。从事污染研究的学者马克·谢弗勒伊（Marc Chevreuil）及皮埃尔和玛丽·居里大学的团队的研究结果显示，在法国购买的 10 种不同品牌的瓶装水中都含有几种酞酸酯。这一发现在全世界范围内并非首次，中国、葡萄牙、西班牙和捷克的研究团队之前就观察到过同样的情况。法国研究人员终于从制造商那里得到了解释，马克·谢弗勒伊说："一名制造商向我们解

052 释说，PET 树脂颗粒在生产过程中，会因为接触槽罐①或者运输货柜中的其他塑料材料，而引起交叉污染，所以 PET 中可能会含有酞酸酯残留物。"所以，现在我们明白了，塑料瓶制造商会可能因为疏忽大意或者不小心，将含酞酸酯的树脂塑料微颗粒和 PET 树脂颗粒混合在一起。

这件事情揭示了人们为何会身处各种普遍又无形的交叉污染中，也让人们了解到一些极其平常的行为会神不知鬼不觉地增加化学物质清单。

屏住呼吸

现在我们双脚踏地，看看蚂蚁窝里发生的事情。蚂蚁已经在地球上存在近 1 亿年了。阿兰·勒瓦尔（Alain Lenoir）带领法国图尔大学的科研人员对蚂蚁进行了一项研究，研究的结果让人十分震惊。研究人员采集了许多国家的蚂蚁（如匈牙利、西班牙、希腊、布基纳法索、埃及、圭亚那），然后分析这些蚂蚁壳的化学组成成分。他们发现，无论是城里的蚂蚁还是亚马孙丛林深处的蚂蚁，它们的壳内都含有同一种污染物质，就是酞酸酯。

---

① 槽罐是一种漏斗形状的巨型储藏槽，随着槽里面储藏的重物（颗粒、沙子等）的增加，会在重力的压迫下倾斜翻倒。

与蟋蟀和蜜蜂一样，蚂蚁也没能避免酞酸酯的浸透。

是不是因为蚂蚁对着塑料袋大快朵颐？研究人员认为不是，因为这些化学物质是通过空气飘散，最后落到世界各地的。会飞的并不只有酞酸酯，在加拿大、塔斯马尼亚岛、印度尼西亚、尼泊尔、挪威、冰岛、捷克、南非，甚至是美属萨摩亚群岛的树皮中都检测到了溴系阻燃剂。

然而，蚂蚁似乎并不喜欢自己的这个新化学伙伴：蚁后产卵明显减少，工蚁的免疫系统也受到影响。全世界每年生产的酞酸酯为三百多万吨，这种化学物质似乎也是影响蚂蚁内分泌系统的强烈干扰素。

蚂蚁壳上之所以充斥着酞酸酯，是因为空气早已经不像人们想象的那么纯净了。马克·谢弗勒伊的研究团队还进行了另一个疯狂的研究项目。他们对一个大城市（巴黎）、一个郊区城市（塞纳-马恩）和一个森林（枫丹白露森林）的空气进行分析，检测里面是否含有他们假设的 58 种化学分子。他们还对一间公寓、一间办公室和一个托儿所在冬夏两季的室内空气进行检测，分析里面是否含有增塑剂、阻燃剂、乳化剂（应用于化妆品中）、杀菌剂（如对羟基苯甲酸酯这种著名的防腐剂）、农药以及其他存在于日常生活用品中的化学物质。这些都是已知的内分泌干扰素。

沉重的空气

马克·谢弗勒伊团队的研究结果让人大开眼界：预测的 58 种化学分子在他们检测的空气中一个都不少。位居前三的分别是酞酸酯、烷基酚（alkylphénol）[①] 和对羟基苯甲酸酯类防腐剂。那么，它们在哪里最多呢？这三种物质浓度最高的是室内空气，并且是以气体状态存在。这也就意味着这些污染物能够轻而易举地进入肺泡，比对人体有极大危害的那些著名的细颗粒物容易得多。马克·谢弗勒伊遗憾地说："与呼吸道相比，人们往往更关注饮食安全。然而，许多膳食指南只考虑食品本身的污染情况，没有结合能够降低有害化学物吸收率以及减少同化作用的各种因素来综合考虑，从而经常会夸大饮食给身体造成的危害。"许多研究结果显示，经由呼吸进入身体的酞酸酯相当于人们通过饮食摄入的酞酸酯日均量的 40%。

人们每天通过成千上万次的呼吸吸入 15~20 立方米的空气。那这些空气里含有多少农药？没有人知道，没有任何官方数据，因为没有任何规定要求必须测量空气

---

① 烷基酚主要用在各种洗涤剂、碳氢燃料和橡胶制品中。

中农药的浓度，所以也就没有任何合法性限制。然而，许多科学研究证明，无论是在城市还是乡村的空气里的的确确漂浮着几十种农药。例如，法国皮卡迪城市上空检测到23种杀菌剂、20种除草剂和4种杀虫剂；在普瓦图－夏朗德的一个葡萄种植村的空气中，检测到6种化学物质，其中一种还是早在1998年就被禁用的杀虫剂，而且浓度较高。那么，空气中的这些杀虫剂是从哪里来的？其中大部分都是来自喷洒到田地里的农药，25%~75%的农药在喷洒时进入空气中或者从土里或植物中挥发到大气里；还有一些纯粹来自城市，如猫脖子上戴的驱虫项圈。

这就是卫生法规的死角，因为假设从明天开始法律规定保护公民不受农药的侵害，那么实际上这就等同于禁止所有农药，否则谁能百分之百确保任何人不会再呼吸到农药？我们的天空现在已经变成了一个各种污染物在其中肆意遨游的巨大垃圾桶。清新空气和晨间露水滋养的生物都纷纷死去：昆虫离开了有毒的田地，蜜蜂大批量死亡，蝴蝶很快就只是博物馆里陈列的标本。农药、抗生素和塑料微粒充斥在罐装蜂蜜里。2011年，《6000万消费者》月刊分析了76种蜂蜜，结果显示，几乎所有样本中都检测出35种化学物质（检测出的化学物质总共有 91 种），平均每罐里有 5 种化学物质，标志有绿色产品的蜂蜜也不例外。两年后，此月刊又做了一次同样的实验，检测到每公斤蜂蜜中含有 74~265 种塑料微粒残留物质。可怜的蜜蜂就是在"搬运"人类制造的各种化学物质中"鞠躬尽瘁"的。

第 5 章
双酚 A，从奶瓶到替代品？

    1987 年，波士顿大学医学院的两名研究员安娜·萨托和卡洛斯·索南西因（Carlos Sonnenschein）目瞪口呆地看着像变疯了似的试管。他们的实验原本的假设是雌激素剂量的增加会引起癌细胞的繁殖，结果他们发现癌细胞确实增加了，但增加的数量巨大且杂乱无章，甚至没有添加任何激素的样本也呈现一样的结果，这令他们百思不得其解。于是，这两位细胞生物学教授"一遍遍地重试"，分析实验的每一个步骤，还是没有发现任何纰漏。他们甚至以为是哪个嫉妒他们的同事在暗中搞破坏。最后，经历了几个月的反复试验无果后，有一天，他们使用了从另一个供货商那里买来的新试管。这一次，一切都正常了。因此，两位研究人员推断出结论，认为试管塑料中含有"某种东西"，能够产生与雌激素一样的作用。这一巨大的发现既让人震惊又让人担忧，因为这就意味着人们曾经以为稳定安全的惰性物质中却含有并能够释放出活性有毒物质。这对我们的机体会有什么影响呢？

活性塑料

试管制造商以商业秘密为由，拒绝向安娜·萨托和卡洛斯·索南西因透露他们添加到试管中的物质，所以两位教授不得已开始了另外的调查。他们花了两年的时间，最后发现这种物质是壬基酚（p-nonylphénol）。20 世纪 80 年代，制造商为了让聚苯乙烯（polystyrène，简称PS）和 PVC 更稳定、更坚韧，在里面添加壬基酚；另外，现在一些食品包装、洗涤剂、杀虫剂、避孕油、卫生用品和经由 PVC 自来水水管输送的饮用水中，也含有壬基酚这种物质。

同时，加利福尼亚的一个科学团队也做了类似的实验。研究人员使用的酵母似乎因为接触了一些激素，从而出现各种不可控的反应。事实上，这些激素正是从盛有给水消毒用的药剂的聚碳酸酯瓶中析出的化学物质。什么是聚碳酸酯？虽然这个术语听上去很神秘，但聚碳酸酯其中的一个成分近些年来已经变得家喻户晓，那就是双酚 A。

双酚 A 是用来制造环氧树脂（用于制造罐头盒和易拉罐）和聚碳酸酯的一种物质。聚碳酸酯是一种具有许多优良特性的塑料，这种塑料在加热时不会断裂、不会变形，比玻璃更透明，也更坚固，所以可以说是一种神奇的产品！

生活方式

双酚 A 生产商认为："没有聚碳酸酯就可能不会有我们现在的生活方式。"实际上似乎也确实如此，因为聚碳酸酯已经无处不在！真的无处不在吗？要是不相信，请看看下面这一清单：黏合剂和密封剂，补牙用的银汞合金，家用电器，杀菌剂，可重复使用的桶装水水桶，缆线，CD 和 DVD，早产儿暖箱，酿酒桶，医疗器械，衣领硬化剂，食品包装，打印用油墨，滑雪、网球和高尔夫装备，载热流体，制动流体，曲管，散热器和通风叶栅，手机保护套，玩具，隐形眼镜，漆布，润滑油，胶合剂，电气安装材料，聚氨酯（polyuréthane，简称 PU）泡沫塑料，汽车灯罩，电脑，多用卫生纸，飞机票，水果蔬菜称重用的自动粘贴标签，传真用纸，停车票，银行票据，汽车挡风玻璃和摩托车头盔，木材修补泥子，船体用油漆，防腐产品，透明塑料或微波炉用食品容器，防护服，吹风机，可循环使用碗碟，木料用清漆，镜片，乙烯基（vinyles），玻璃门窗。

全面浸透

对聚碳酸酯的痴迷几乎很快就让人们忘记了一个事实：早在 1936 年，双酚 A 已经因具有类似雌激素这种女性性荷尔蒙的作用而被知晓。然而，第二次世界大战随后的黄金三十年，在西方世界掀起的消费狂热很快将这一发现搁置脑后，但科学家却很快想起来了，如生物学家弗雷德·旺姆·萨尔（Fred Vom Saal）。萨尔在实验中给一些怀孕的老鼠注入非常微量的双酚 A，他发现与人体内检测到的同等剂量的双酚 A 对老鼠来说是有毒性的，会对它们后代的生殖器官产生损害。这一发现让萨尔十分担忧。无数科学研究证明双酚 A 通过对人体细胞内的雌激素信号接收器产生作用，从而对机体带来许多危害（如女性受孕能力减弱，女孩青春期年龄提前，男孩尿道生殖道畸形，乳腺癌和前列腺癌）。最近的一些研究试图证明双酚 A 能够极其容易地与人体细胞内的其他一些荷尔蒙信号接收器相结合，也许这就可以解释双酚 A 在肥胖症、糖尿病以及自闭症等疾病中的作用。

《世界报》(*Le Monde*）的记者斯蒂芬纳·弗卡（Stéphane Foucart）因此写道："这不仅仅是一种化学品，更是一场文明事故。"实际上，95%的人的尿液中都含有双酚A，甚至还存在于孕妇的羊水和脐带中。这会给双酚A的跨代危害研究造成困难。如果动物还能够在实验室里进行可控性喂养，换成人就变得越来越困难，因为我们对自己的母亲和祖母的受影响情况几乎一无所知。"因此，标准不再是标准，而只是化学标准。不会再有可控性人口，不会再有体内没有双酚A的男人或女人，不会再有类比和参照，也不再会有证据。"①

毒奶瓶

双酚A之于内分泌干扰素，正如可口可乐之于苏打水，都是大众最为熟知的。通常，双酚A是人们唯一能说得上来的一种内分泌干扰素，因为继1999年某些酞酸酯被禁止用在玩具中后，双酚A是第一个被从一种日用

---

① 斯蒂芬纳·弗卡：《谎言工厂：制造商如何操纵科学以及危及人类》(*La Fabrique du mensonge, comment les industriels manipulent la science et nous mettent en danger*），德诺尔影响力（*Denoël Impacts*）出版社，2013年，第240页。

品中剔除出去的内分泌干扰素。这种日用品就是奶瓶。

最先发出双酚 A 禁用令的不是法国，而是加拿大。加拿大在 2008 年 10 月出台这一规定后，加拿大的父母们立即涌向玻璃奶瓶。而当时的法国仍然故步自封，根本没有去了解这一问题。法国食品卫生安全署（AFSSA）坚守着老一套的毒理学原则，与欧盟食品安全部门保持一致基调，还继续建议人们在微波炉中加热塑料奶瓶，虽然这样会致使双酚 A 从塑料中析出到婴儿喝的奶中。另外，法国食品卫生安全署还认为，既然婴儿双酚 A 的每日摄取量低于欧盟制定的标准，那么就不会对身体带来任何危害。他们忽略了内分泌干扰素根本不在乎什么剂量限定，就像根本不在意人体细胞内的荷尔蒙信号接收器一样。2008 年 11 月，《鸭鸣报》（Le Canard Enchaîné）发文揭露说，撰写此报告的一半专家都从化学品制造商那里收取了贿赂。然而，即便这样，也没能让当时的法国卫生部部长、化学药剂师罗斯丽娜·巴舍洛（Roselyne Bachelot）改变主意。2009 年 6 月，她在法国众议院发言说："有几个国家，如加拿大，禁止在奶瓶中使用这一物质，并不是因为科学研究结果使然，而是受制于舆论以及一些协会的压力。谨慎原则应该是一种理性原则，在任何情况下都不应该是一种感性原则。"

环境健康网（RES）就是在这种情况下建立的。这是一个致力于保护环境健康的协会团体，主席是毒理学家安德烈·西克勒拉（André Cicolella）。经过有效的宣传活动以及大量关于双酚 A 有害性的科学研究结果的发表，巴黎市长决定不再建议使用聚碳酸酯材质的奶瓶，新的环保秘书尚达尔·汝阿诺（Chantal Jouanno）要求法国食品卫生安全署重审双酚 A 报告，一些参议员提交了一份禁止奶瓶中使用双酚 A 的法律提案。2010 年 6 月 23 日，这一提案在法国众议院和参议院上全票通过。之后，丹麦、欧盟、美国、比利时、瑞典和中国也相继效仿。2012 年，法国议会将这一法律的实施范围扩展到食品容器领域（其中包括此前一直含有环氧树脂涂层的罐头盒）[①]，并于 2015 年正式生效。

关于内分泌干扰素的国家战略

在内分泌干扰素问题上，法国是否算先驱？表面上看似乎是这样，但表面有时具有欺骗性。具体而言，法国发起了一项世界上史无前例的计划，拟订了一项关于

---

① 在同一时间被禁用的还有含双酚A的奶嘴和磨牙圈儿，以及儿科、新生儿科和产科中使用的含有一种酞酸酯（DEIIP）的医用管。

内分泌干扰素的国家战略（SNPE）。许多政治家、非政府组织、工会代表（工业领域、卫生领域以及农业）、高官、科学家和卫生部门被召集起来，进行了长达几个月的商谈。

这一战略发布了一些无法回避的，但也只是象征性的公告，如禁止在柜台票据中使用双酚A以及加强对玩具中含有的酞酸酯含量的监测等。然而，这一战略最终因为资金不到位而流产。虽然战略组三番五次地要求政府资助研究，但政府一直没有发布这方面的预算，也没有明确表示何时拨发资金。关于环境卫生协会竭力呼吁面向大众和卫生人员进行内分泌干扰素的宣传与预防，也被放在了公告的最后，其能否施行完全取决于相关卫生法律提案能否通过。

双酚A终于稍微受到限制，是不是值得拍手称赞？当然，因为这种化学物质会一直存在于我们的身体里①，并引起许多不适。然而，这唯一的禁用令不过是一叶障目。首先，双酚A仍然合法地被大量用于千百种日用品中；其次，禁用规定的出台让人们以为事情已经圆满解决了，

①双酚A在体内存在约6个小时就会随同尿液排出体外，但是，人体内却一直能检测到这种物质。这说明暴露是持续的。

但实际上还有近千种化学物质并没有受到任何限制（这些物质对人体就没有危害了吗？）；最后，替代双酚 A 的其他化学物质也不是没有危害性的。

95% 的人的尿液中之所以都有双酚 A，是因为这种物质给人们带来了巨大的便利，如西红柿或番茄酱罐头盒、茶歇时随意饮用的桶装水水桶、用以携带和加热午餐的塑料器皿、最后场次的电影票等。如何才能戒掉制造商眼中具有如此神奇魔力的化学物质呢？人们必须找到能替代双酚 A 这位斗士的物质才行！于是，制造商开始寻找其替代品。

然而，事情并没有因此好转。法国国家食品、环境、职业健康与安全署主管风险评估的多米尼克·贡贝尔（Dominique Gombert）解释说："现在没有一种通用的双酚 A 替代品。"2013 年 3 月，该署发现了 73 种替代物质，其中有些已经投入使用，有些还处于研发阶段。这些替代品对人体和自然环境就是安全的吗？该署认为关于这个问题，人们还一无所知，因为"大部分替代化合物并没有进行全面的毒性实验，尤其是在生育或者内分泌干扰素性质方面"。我们总不能用一种有害化学物质去代替另一种有害化学物质吧？！该署署长马克·莫杜勒（Marc Mortureux）谨慎地说："我们主张不要使用那些没有无害性保证的替代物质，并且应该由制造商来证明替代物质无害。"

有毒票据

所有日用品中（非食品类）都禁用双酚 A 这一点似乎非常困难，甚至不可能做到。但是，政府至少应该看上去有所作为，近几年来法国历任环保部长革命性的想法非常一致，那就是：让我们一起将双酚 A 赶出收银小票！戴尔菲娜·巴托（Delphine Batho）就此发表声明，菲利浦·马丁（Philippe Martin）加以批准，塞戈莱纳·罗亚尔（Ségolène Royal）宣布实施。那么，这一规定保护的对象是哪些人呢？可以说，主要是女性消费者和怀孕的收银员（每年约有 80 万名妇女受到保护）。法国国家食品、环境、职业健康与安全署认为："把玩热敏纸收银小票会给身体带来四方面的危害（包括对乳腺、大脑及行为、女性生殖器、新陈代谢及肥胖）。"但是，该署同时说危害结果还有待进一步确认。

早在环保部规定出台前，有些超市就已经开始使用"保证绝不添加双酚 A"的收银小票了，这一点无疑是很好的——因为 30% 的热敏纸会被循环再利用，从而会扩大污染范围！实际上，法国国家食品、环境、职业健康与安全署已经在餐巾纸、多用途纸，以及使用再生纸制造的报纸、杂志和信封中检测到了双酚 A。虽然热敏纸在再生纸中占比很低，但因为其双酚 A 的含量很高，所以也会是双酚 A 污染的主要来源。法国国家食品、环境、职业健康与安全署还发现，热敏纸"还有可能是环境污染的主要来源之一，因为再生过程排出的污水中以及污水处理站排出的泥浆中含有双酚 A 氯化衍生物"。

"至善者，善之敌"

双酚家族成员颇多，有双酚 B、双酚 M、双酚 S、双酚 F 以及它们的大哥哥们双酚 AP、双酚 AF 和双酚 BADGE[①]，简直就是一个超级部落。法国国家食品、环境、职业健康与安全署对整个双酚部落做了筛查，最后的判决是：所有成员均属于内分泌干扰素。

我们来看看双酚 S。这位双酚成员很低调，但也已经开始走上通往强者行列的道路，证据就是法国国家食品、环境、职业健康与安全署发现，1/4 受检测的热敏纸收银小票中都有它的身影。在好不容易摆脱了双酚 A 的奶瓶中也有它！在人们随意加热、乱画乱刻的儿童餐具中也

---

① 双酚 BADGE 是用双酚 A 制成的，极有可能是一种"致肥胖物质"。

有它！再生纸中呢？当然也有它！还有另外一个证据说明情况是多么复杂。一家著名大型超市在放弃了双酚S后，选择了造影助剂（pergafast 201），这也是一种实验结果令人非常沮丧的化学物质。[①]

最后，尚在母体内的胎儿才是双酚A的首要受害者，那食品器皿中禁用双酚A这一规定是否能有效地保护胎儿？答案应该是肯定的，因为根据法国国家食品、环境、职业健康与安全署分析研究，进入人体的80%的双酚A应该来自食物，而这其中的一半可能来自罐装食品。[②]另外，媒体对环保协会以及卫生部门发布的警示劝导进行接力宣传，也发挥了重要作用。

2000—2011年，孕妇血液中双酚A的含量减少了两成。虽然这些孕妇中90%的人的体内仍能检测到双酚A，但这无疑是巨大的进步，法国国家卫生监督研究所认为这与关于食品器皿中含有增塑剂的警示宣传分不开。双

---

① 造影助剂（pergafast 201）被认为"对水栖生物有毒"，而对人体的影响目前还不清楚。

② 另一半应该来自海产品（1%~3%）以及肉类、内脏和猪肉制品（17%）。法国国家食品、环境、职业健康与安全署认为，这些食品中的双酚A可能是动物被宰杀后在加工线上因接触一些器皿、标签或墨水而沾染上的。

酚 A 的减少不仅对胎儿有好处，对新生儿也一样。有一些研究结果显示，母乳中含有多种污染物，其中双酚 A 的浓度和前几代奶瓶中检测到的双酚 A 的浓度几乎相当。然而，人们不可能为了避免通过母乳将有毒物质过渡到孩子身上就放弃母乳喂养，母乳是给孩子的礼物，不应被损害我们的世界性毒素所剥夺和毁坏。

历史在重演

欧洲有一个特别低调的组织，名为欧洲环境署（AEE），负责向各欧洲机关提供"独立可靠"的环境信息。2013 年，欧洲环境署发表了名为《早来的信号，迟来的教训》（*Signaux précoces, leçons tardives*）的第二卷报告，报告详述了那些因为无视或排除早期预警而最终给人们健康和环境带来无法阻止的危害的情况。关于双酚 A，报告中这么写道："历史总是不停地重复。人们在了解一种化学物质对健康的影响之前，就开始大规模地投入使用，然后当健康危害显现出来后，人们才开始着手解决健康问题，而这时候又得面对巨大的经济层面的压力。公众健康和经济效益之间的急迫冲突使得科学研究面临巨大的压力。从这点来说，双酚 A 的历史和石棉、多氯联苯以及己烯雌酚的历史十分类似。"

第 6 章
我们的健康得到有效保护了吗？

让我们再回顾一下 1991 年。这一年，西奥·科尔伯恩及其 20 位同仁刚刚弄清楚了无论是鸟类、爬行动物，还是包括人类在内的哺乳类动物，其机体都受到一些会扰乱身体内分泌系统的化学物质的威胁。在撰写行动呼吁时，这群科学先驱直言不讳地写道："如果内分泌干扰素对环境的污染不能得到快速的控制和减少，那么，所有人都可能会出现身体机能紊乱。"他们是否早就预料到了他们满怀担忧的警告不会得到什么回应呢？他们的行动呼吁发出后，美国政府以及相关卫生部门组织了几次听证会和几个工作组，但超市货架上的东西没有任何改变，没有任何一种有毒物质被撤下。

于是，西奥·科尔伯恩这位生物学家决定将所有关于内分泌干扰素的科学研究成果撰写成书。经过三年的劳作,《我们被偷走的未来》(*Our Stolen Future*)^①终于面世。
1997 年,此书被引进到法国,后来以《消失中的人类》
(*L'Homme en voie de disparition*)为名出版。约二十年后,
书中详述的所有观察和解释都一一得到了科学界的验证和
深化,书中任何一句话都值得留存。可是在法国,令人十
分费解的是,这本书却被媒体完完全全地忽略了。

游说集团的觉醒

其实,西奥·科尔伯恩的这本书有一个重量级的推介
人,那就是在 1993—2001 年期间任美国副总统的戈尔(Al
Gore)。戈尔在此书的序言中写道:"这是一本至关重要的
书,它让我们不得不对我们自己喷洒在地球表面的各种人
工合成化学品提出新的疑虑。为了我们的后代子孙,我们
必须迫不及待地找到这些新疑虑的答案。我们当中的每个
人都有权利,也都有义务知道。"戈尔并非经验浅薄之人,
正因为非常了解情况,所以才会说:"化学工业已经成为

---

① 西奥·科尔伯恩(Theo Colborn)、黛安娜·杜迈洛斯基(Dianne Dumanoski)、约翰·彼得森·迈尔斯(John Peterson Myers):《我 们被偷走的未来》,算盘(Abacus)出版社,1996 年。法译本《消 失中的人类》1998 年由活土(Terre vivante)出版社出版。

世界经济的主要行业之一，因此，任何将化学品与公众健康联系在一起的缔结因素都能够引起一场论战。"戈尔绝非言过其实。1996 年，化学工业就正式"开战"，认为"内分泌调节素"（modulateurs endocriniens）对行业利益和形象都构成了威胁，必须加以阻拦。"调节素"是化学品制造商的用语，听上去是不是更温和、更悦耳，没那么刺激人？二十年后，有些化学品制造商仍然在使用这个术语。

任何战争都会有战略。于是，化学品工业家借用了20 世纪 50 年代烟草商为了抵制吸烟导致肺癌患病率上升的论断而制定的战略。战略口号是采用疲劳战术赢得时间，战略武器是应酬周旋以及金钱。具体来说，就是与涉及其中的关键人物搞好关系，让他们妥协，并资助一些科研人员将研究集中在一些无关紧要的问题上，以此转移公众对真正问题的注意力。表面上看，工业家在非常严肃认真地解决问题。但实际上，他们根本什么都不会解决，或者解决不了什么大问题，只不过是引起一些虚假的科学争论，最后散布疑虑，推迟政府出台限制性规定的时间。法国绿党议员让－路易·卢梅迦在他撰写的关于内分泌干扰素的欧洲战略信息报告中指出："工业游说集团在其私利的驱动下，为了能够阻挡政府制定较为严格的规定，尽可能专攻最上游，也就是说拉拢欧盟委员会最高领导层的官员以及他们的专家团队成员，并审时度势，分两步走：首先，极力阻止政府采取任何新措施；其次，当他们发现新措施势在必行时，就尽力缩小新措施实施的范围，并推迟新措施的通过时间。"

渗透科学进程

化学品工业游说集团还有另一个战术，那就是威胁恫吓。曾参加过 1991 年温斯普里德会议的生物学家弗莱德·沃姆·萨尔有一天遇到某化学品跨国公司委派的一位密使。密使来到他的实验室并对他说，他的实验得出的微量双酚 A 会对老鼠的生殖系统造成不良影响这一结果让自己很为难，"他问我：'咱们能不能达成对双方都有利的协议？您能否在我们同意之前推迟发表您的实验论文？'"弗莱德·沃姆·萨尔气愤地拒绝了，并提醒大家说："只有意志非常坚定，才能扛得住化学工业家们施加的压力。"[1]

从 1996 年开始，许多国际性科学大会相继举行。1996 年秋天，就召开了至少三次，由法国国家健康和医

---

[1] 转引自斯蒂芬•奥莱尔：《强烈侵袭：关于毒化人们日常生活的产品调查》，此时此刻出版社，2008 年，第 146 页。

学研究院协助召开的埃克斯莱班（Aix-les-Bains）科学大会，欧盟委员会发起的布鲁塞尔科学大会以及化学工业游说集团紧盯不放的英国科学大会。之后，其他一些科学大会、专题讨论会和研讨会也接连不断。有些会议也发表了一些紧急宣言，敦促政府采取行动。然而，所有努力都无果而终。

那么，当时欧洲是怎么做的呢？1998 年，也就是西奥·科尔伯恩及其同仁发出首次警告的 7 年之后，欧洲议会才开始做出回应，通过了一项决议要求欧盟委员会就这一问题采取相应措施。1999 年 3 月，欧洲共同体毒性、生态毒性和环境科学委员会（Comité scientifique de la toxicité, de l'écotoxicité et de l'environnement）[1] 认识到内分泌干扰素对整个动物界构成的"全球性潜在问题"。1999 年 12 月，事情有了进一步发展，欧盟委员会出台了关于内分泌干扰素的《共同战略》（Stratégie commune）。然而，此后的事情就需要拿块遮羞布遮掩遮掩了，因为《共同战略》发表后十年的那些工作都只不过是表面功夫，甚至连本应该在

---

① 欧洲共同体毒性、生态毒性和环境科学委员会是关于公众卫生和环境的专家委员会，负责就此问题向欧盟委员会提供信息和建议。

2004年就生效的内分泌干扰素检测方法到2011年年末都还未见天日。这一问题就此搁浅，本应禁用几百种化学物质的法规制定程序也遭到系统性的破坏。

玩具是例外吗？

孩子们，不要再咬塑料玩具了！首先，因为塑料玩具在生产过程中一直准许可以使用双酚A，哪怕使用的剂量很有限；其次，因为虽然欧洲从1999年就开始禁用6种酞酸酯，但这一禁令只限于3岁以下的儿童玩具。然而，小孩子都漫不经心，他们就是喜欢喝、舔、咬或者嚼手里拿着的东西，很少有哪个孩子会仔细阅读玩具上的警示标签。有些玩具上经常写着"适用于36个月以上儿童，含有可拆卸小零件，谨防吞食"这样的警示文字，人们有时候会想玩具为什么会有这样的限制规定，其实是因为正是适用于3岁以上儿童的玩具才不受法规的限制，可以含有酞酸酯。欧盟委员会出版的一份指南中指出，"这种年龄标记从节省实验费用和统一产品规格方面来说毫无道理"，但是，欧盟委员会的这种声明并没有带来任何改善。例如，那些可爱的玩具小黄鸭，所有小孩（尤其是3岁以下的小孩）都喜欢在泡澡的时候把它们一个个地放在浴缸里，边把玩边放进嘴里。这种小黄鸭是乙烯基材质的，乙烯基是一种含有大量酞酸酯的塑料。研究员阿兰·勒瓦尔为此做了一个非常有意义的实验。他把一些蚂蚁和一些小黄鸭玩具碎片放在一个盒子里，然后他发现："这种玩具，还有其他玩具，例如，塑料小马，充斥着对苯二甲酸二辛酯（DEHTP）。三天后，那些蚂蚁体内已经浸透了酞酸酯。"

这种化学物质是其他有毒酞酸酯的替代品，存在于大量产品中，因为没有被列入内分泌干扰素而不为人熟知。但是，必须指出的是，目前尚没有任何关于此物质的安全评价，法国国家食品、环境、职业健康与安全署不久之后应该会解决这个问题。

2007 年 6 月 1 日，《化学品的注册、评估、授权和限制》（即 REACH 法规）正式生效，它是世界上力度最大的化学品法规。这一法规旨在禁止在工业生产以及人们的日常生活中使用有毒化学物质，负责实施法规的欧洲化学品管理局（ECHA）举例说："例如，各种清洁产品、油漆、衣服、家具和电器。"REACH 法规涉及的化学物质有多少种呢？从理论上应该有 10 万种，但化学品生产商经过激烈的协商，成功地将这一数字降到 3 万，并且还要按照使用的吨位来计算。因此，实际上，这个所谓的"专家猛兽"的法规，效力远远没有达到预先的期望。

REACH 法规实施六年以来，情况糟糕透顶。我们看一看数据就知道了。截至 2013 年 6 月 1 日，受到检测评估的总共只有 200 种化学物质，其中 150 种因为具有致癌性或持久性而被列为"非常令人担忧"的级别，因为具有内分泌干扰素作用而被列入这一级别的化学物质只有 3 种。要知道西奥·科尔伯恩创建的内分泌干扰素交流协会（The Endocrine Disruption Exchange，简称 TEDX，关于内分泌干扰素的科学研究都会被收入该协会的数据库）统计出来的有问题的化学物质就有 964 种，协会的数据库每周都会收入许多令人心情沉重的科学研究。

2015—2017 年，欧洲化学品管理局提交了一份待评估的新物质清单，上面总共有多少种化学物质呢？ 134 种！ 还记得我们之前说过的吗？ 今天，已经在交易的化学物质就有 3500 万种，而且每天还会新增 15000~20000 种。

圣诞老人 2013 年没来过

2009 年，欧盟出台的一项关于农药的新规定又让人们暂时看到了希望。该新规通过了定义内分泌干扰素的标准。让人不解的是，温斯普里德会议都过去二十年了，我们还在这里讨论依据什么标准才能确定这种或那种化学物质是不是内分泌干扰素。不过这一次，政府认真地出招了，2013 年圣诞节的时候，人们就会正式知道那些"可恶的"化学分子到底是谁了。更为可喜可贺的一点是，为了统一标准，各种微生物灭杀剂①、化妆品、医疗器材、食品包装、水质规定以及 REACH 法规涉及的所有化学品，都将受到同样的筛查。这也就意味着口红、驱虫项圈、草坪防霉剂和厕所除味剂等产品中将禁用内分泌干扰素。对化学品工业来说，这就构成了真正的威胁。

然而，制定标准的标准又是什么？2011 年，欧盟委员会要求内分泌问题专家安德烈亚斯·科尔滕凯姆普就内分泌干扰素这一课题的科学研究境况做出总结报告。但是，这样一份可靠的、关键的、具有展望性的科学报告却最终被锁进了抽屉。

2012 年，欧盟委员会又要求欧洲食品安全委员会（AESA）再次就同一主题做出报告。然而，记者斯蒂芬·奥莱尔（Stéphane Horel）揭露说，欧洲食品安全委员会授权研究这一课题的一半专家都与化学工业集团有

---

① 微生物灭杀剂包括农药，寄生虫驱除剂，医用、兽医类、家用或工业用抗生素，净化水、空气、土壤、游泳池、工作场所和卫生间等使用的消毒剂，等等。

关系[①]，只有4位专家做了与内分泌干扰素直接相关的研究。2013年3月，欧洲食品安全委员会悄无声息地提交了报告。收到报告后，欧盟委员会依然一筹莫展，关于内分泌干扰素这个问题依然迷雾重重，这正是化学工业集团想要达到的目的，但事情并未就此结束。

2013年5月，为了试图再次推动陷入困境的法规制定程序，89位内分泌干扰素方面的杰出专家抗议道："有些成员国提出的内分泌干扰素法规草案没有稳固的科学依据，也缺乏足够的保护性。这些提案旨在将尽可能少的内分泌干扰素纳入法规范畴，将商业利益置于人类、动物界和植物界的健康保护之上。"[②]

制造迷雾

事情还在继续，2013年的圣诞节来临前，各种勾当更是有增无减，因为这是通过内分泌干扰素定义标准的

[①] 这种关系尤其是体现在国际生命科学学会（International Life Sciences Institute）这个团体中，它是由化学、医药、农产品加工以及农业化学等方面的主要企业组成的一个科学游说性质的组织。

[②] 这就是著名的《贝尔莱蒙宣言》（La Déclaration de Berlaymont）。贝尔莱蒙是位于布鲁塞尔的欧盟委员会总部大厦的名称。

最后截止日期。2013 年的夏天就上演了一出阴谋诡计，欧盟委员会对此心知肚明。18 位科学家分别在 14 本科学杂志上发表了同一篇文章，他们想通过这种方式来打击当时在欧盟委员会占据优势的科学谨慎原则的可信性。斯蒂芬·奥莱尔对此评论说："从来没见过科学界如此攻击政治意图"，于是他再次对这 18 位科学家进行抽丝剥茧，发现其中 17 位科学家都与或者曾经与各行业的工业家有关系，并且他们当中几乎没有人研究过内分泌干扰素。斯蒂芬·奥莱尔因此提出质疑："他们对这一相对崭新的科学领域的了解及其本身的能力就值得人们怀疑。"最终，41 位真正的内分泌干扰素领域的专家学者对这 18 位傀儡科学家的文章予以激烈回复，拆穿了他们缺乏科学依据的或者推理错误的论点。

这就结束了吗？当然没有。化学工业游说集团最终还是达到了目的。欧盟委员会发表声明，发起了一项关于农药以及微生物灭杀剂新规对经济的影响的研究。化学品工业家无比高兴地写道："问题的关键是把握好尺度，既能够对人们的健康具有足够的保护作用，又不会过度依赖谨慎原则，因为谨慎原则的过度阐释会阻碍公司的创新发展，降低公司竞争力（极大地震动化学品、医药、消毒杀菌等整个行业领域）。"对此，绿党议员让－路易·卢梅迦揭露说:"(欧盟委员会的)这一举措与谨慎原则背道而驰,是在要求与科学研究指出的健康和环境危险妥协。"他还指出,自20世纪90年代以来,烟草商"为了阻挠健康和环境法规的制定",极力主张这种经济影响研究。最令让－路易·卢梅迦担心的是,这种研究的结果最终会让是否取消危险化学物质取决于能否找到一种可用的替代品。那么,在让－路易·卢梅迦看来,经济影响研究这一步骤会是完全没必要的吗?当然有必要,"但这些研究一定会出现偏斜,因为量化一种法规对生产力和就业的影响比衡量它在健康和环境方面的效益要容易得多"。所以,最终结果就是游说集团1:0领先健康标准!内分泌干扰素的定义因此又延迟了一年。

从内分泌干扰素诞生的1991年到欧盟再次搁置这一问题的2013年年末,有3100万欧洲人在这期间出生了。其中有些人已经到了青春期,有些人有了孩子。他们体内的化学负担有增无减。然而,谁又能告诉我们上述政治上的退让妥协影响了多少人力和健康费用呢?

我的医保崩溃了!

无为的代价是多少?

与其去思考分析禁用内分泌干扰素会对工业生产造

成多少损失，一些经济学家宁愿去估算内分泌干扰素对国家医保造成的财政压力，因为与这些化学物质相关联的身体疾病和不适导致的住院、手术、药物治疗、请假、因身疾导致的心理疾病等，这些早已让医保不堪重负。从理论上说，这种估算是非常困难的，因为我们不可能100%地证明某种癌症是因为在某个时间暴露在某种化学品中引起的。但是，随着许许多多疾病患病率的骤然增加，一些非常具有说服力的迹象也显露出来。

根据一个非政府组织①的统计，在整个欧洲，由内分泌干扰素引起的不孕不育、男童生殖器畸形、荷尔蒙依赖性癌症、肥胖、糖尿病以及儿童自闭和神经行为障碍等疾病，每年导致的花费是 310 亿欧元（如果不考虑具体致病原因，所有上述疾病每年的总花费是 6370 亿欧元）。至于法国医保方面，上述疾病每年总花费为 820 亿欧元，而其中由内分泌干扰素引起的花费就有 40 亿欧元!

根据美国儿科及环境卫生专家教授莱奥纳多·特拉桑德（Leonardo Trasande）估算，暴露在双酚 A 这种化

---

① 这里的非政府组织是指健康和环境联盟（HEAL），由65个民间协会、护理员工会和互助会组成。这份研究是该联盟邀请两位英国经济学家展开的。

学物质中所造成的冠状动脉疾病和儿童肥胖症，每年带给美国医保将近 22 亿欧元的花费。同时，他还指出，仅是在食品中禁用双酚 A，就可能会让美国医保节约 17.4 亿欧元。

另外，根据斯堪的纳维亚国家的研究人员估算，仅是人工合成化学物质导致男性生殖器疾病（这种疾病与内分泌干扰素的因果关系是最具科学性的）这一项，欧盟 28 个成员国每年在这种疾病上的花费就有 5900 万~11.84 亿欧元。

最后也是非常重要的一点是，有些化学物质会影响人类大脑发育，已经有科学人员就人类认知能力降低这一点发出警示。至于智商分数的减少造成了多少经济损失，还有待估算。最近，美国的一项研究指出，在胎儿时期最经常暴露在酞酸酯中的孩子与最少暴露在这一物质中的孩子相比，在 7 岁时的智商最多会差 7.6 分。这一点是否值得人们担忧呢？从整个人口来看，这就意味着天才人数的明显减少（减少 60%）和智障人数的大幅增加。也就是说，"传统"智能（而非人工智能）降低，社会负担加重。将内分泌干扰素引起的"智力"代价及其对民族发展的影响量化是不可能的，但是，这个问题是存在的，而且已经被提出来了。

第 7 章
自我保护建议

在阅读这一部分之前，请确保您手边有一个很大的纸质垃圾袋，并且心情非常不错。垃圾袋是为了装下那些您看完本章后可能想要扔掉的东西，好心情是为了能让您扔掉东西后不那么难受，因为只有清空一切才能战胜内分泌干扰素！作为依赖政治决策生活的公民，面对政府迟迟没有提供的保护，唯一的办法就是尽可能远离一切含有已经被确认为有毒化学物质的东西。在这方面，您不要抱有任何一丝幻想，因为近六十年来，我们这个"现代"社会正是在人工合成化学及其必然产物——塑料的基础上轰轰烈烈、毫无防备地建立起来的。

在本章，我们会带领您在您家里走一圈儿，这一圈儿可能会让人有点儿难受，但对身体是有益的。我们会进入您的厨房和客厅，打开您的冰箱和壁橱，参观您的卧室和浴室，揪出那些经科学研究证明含有内分泌干扰素的物品。我们不可能告诉您哪些是"有毒品牌"、哪些是"绿色品牌"，因为"化学卫生"是个人的事情，每个人都会有适合自己的方式。

室内空气

呼吸是污染物进入人体的重要方式，所以尽可能让所有房间多通风，经常清理房间里的絮状尘团，因为尘团中最容易积聚有毒物质。进门后脱鞋，防止将鞋上沾染的农药等物质带到地毯或毛毯里。卧室里不要放置电子设备，因为电子产品中的阻燃剂会释放出来。尽量减少使用与室内熏香有关的产品（如蜡烛、燃香）。

浴室

浴室是危险区域，因为里面会有大量的内分泌干扰素，例如，对羟基苯甲酸酯（用作防腐剂）、三氯生和三氯卡班（英文简称 TCC，又名康洁新，用于抗菌皂中）或者二苯酮（benzophénone，用在防晒霜中，影响男性生育能力）。有一个研究机构列出了 7000 种护肤品和洗浴用品，其中都含有一种或几种内分泌干扰素。最严重的产品分别是指甲油（74%）、粉底（71%）、眼妆（51%）、卸妆用品（43%）、口红（40%）、面霜（38%）、牙膏（30%）以及洗发水（24%）。硅氧烷（siloxane，又名硅酮或硅油，多用于护发素中）已经被列入内分泌干扰素。香料中经常使用的两种人造麝香，也具有激素特性。

"香皂万岁！"（Vive le savon!）是研究污染与健康的生态护理专家菲利浦·佩兰（Philippe Perrin）发自内心的呼唤。佩兰建议将香水、消毒剂等众多产品中的这一类成分都剔除掉，诸如"苹果挞"香味的沐浴露、"低过敏反应的"润肤露等都不要再使用。在佩兰看来，"人们使用的产品越'原始'、越天然，接触有问题的化合物的风险就越小，更何况有些成分里含有的化合物并没有标注在产品成分表里，因为法规并没有强制要求标注。在这种情况下，人们不可能控制产品成分安全"。佩兰还建议人们在选择护肤品或化妆品的时候先问自己几个问题：我最经常用的是哪些产品？是否大面积涂抹在身体上？涂抹后是否冲洗掉？是涂抹在健康的皮肤上还是受伤的皮肤上？依据这些问题，人们可以了解自己对各种产品安全的要求，比如对于每天全身使用的润肤乳，就须谨慎选择。

危险不只存在于产品内部，比如，浴帘一般是聚氯乙烯材质的，这种材质就是酞酸酯的巢穴，人们不妨把它换成棉质、尼龙或者树脂浴帘，或者将浴帘换成一扇玻璃门。那些喜欢在泡澡时把玩小黄鸭的人，尤其是家里的孩子还经常把这些小黄鸭放进嘴里去的，一定要注意了。这些小黄鸭身上充满了对苯二甲酸二辛酯这种替代性的酞酸酯，它对人体的危害至今尚未被研究清楚。对很多人来说，很难背着家人偷偷地扔掉这些可爱的小黄鸭，但您会发现，一旦这一步迈过去了，接下来的一切都轻而易举！

家务清洁

请打开您贮藏清洁养护品的橱柜，逐一检查里面的东西。喷雾型除臭剂、桑葚味洗涤灵、烤箱专用强力清洁摩丝（也会"清洁"您的肺）等，所有这些产品既昂贵又会污染室内空气，即使它们不一定含有内分泌干扰素。阅读这些产品上的成分说明其实也没什么用处，因为说明往往很简单，列出的成分名称晦涩难懂，尤其是说明上并没有任何关于成分实际挥发性的标注。建筑科技中心研究人员分析了 10 小瓶不同种类的产品，总共检测出 300 种化学物质，其中许多都不知道是何种化学分子。更何况这些新的化学分子还会随心所欲地与室内已有的污染物相结合。因此，结论就是，绝对没必要再往里添加任何产品了！

那怎么办呢？您可以用白醋、黑香皂和小苏打。这些东西可以很好地清洁、消毒、除垢、擦亮、除锈、去油，还能让衣物更加柔顺。您可以往白醋里加点儿小苏打，自制烤箱清洁剂，还可以往里面加几滴精油。现在，有许多"天然"家务清洁指南可供大家日常参考。

厨房

许多塑料都疑似含有内分泌干扰素，所以谨慎起见，最好跟那些柔软的刮铲、摔不碎的蛋糕模子以及各种大小的便利储物盒"永别"。带有半透明杯的食品搅拌器（含有双酚 A）、塑料热水壶（含有双酚 A）以及不粘锅（含有全氟化合物涂层，英文简称 PFCs）也要扔掉。玻璃、不锈钢、搪瓷、铸铁材质的厨房用品以及木质锅铲，完全可以代替这些物品。

罐头盒和易拉罐也要扔掉，因为里面含有双酚 A，可以改用玻璃瓶，虽然瓶盖上面的那层膜里也含有双酚 A。在理论上，从 2015 年 1 月 1 日开始，所有食品器皿都不能含有这种（仅仅是这种）内分泌干扰素。

食品

AB 这一绿色有机食品标志，已经成了那些想在饮食中避免摄取到农药的人的符咒。不止如此，有机农业还意味着不使用转基因、杀虫剂以及人工合成化肥。有些食品添加剂①和几种防腐剂②被认为是内分泌干扰素。远离这些物质最好的方法就是不买加工食品，而是尽量自己做饭，使用"原始"材料。更何况，加工好的食品往往使用塑料包装销售，而塑料包装遇热会使得塑料内的污染物质转移到食物中。

每周食用高脂鱼不能超过一次。高脂鱼含有对身体有益的欧米伽3脂肪酸，但像三文鱼这种高脂鱼体内也聚集着诸如多氯联苯、农药和二噁英等内分泌干扰素。

那么，塑料袋包装的面条呢？透明器皿中的蛋糕呢？还有透明船形包装盒里的火腿呢？事实上，因为缺乏这方面的科学研究，我们对此一无所知。面对这个问题，人们可以有几种做法：尽量使用跟塑料有最少亲密接触的"原始"材料做饭，选择购买使用纸质包装的食品，

---

① 比如，BHA（E320）是一种致癌物质，经常被添加到巧克力食品、酱料、口香糖、食品包装和化妆品中。作为一种抗氧化剂和防腐剂，它会导致睾丸素和甲状腺荷尔蒙水平降低以及精子畸形。

② 比如，几种对羟基苯甲酸酯（E214/215/218/219）。

在有机食品店里购买"散装"食品，这些食品经常使用牛皮纸袋包装。到超市购物时可以携带玻璃器皿，用来放置超市的现切食品。如果没有时间或没有心情，也可以不用如此在意。多食用有机食品本身就已经是在很好地保护自己了。

卧室

羽绒被、床单、床垫、靠垫等床上用品经过特别处理后让人们倍感舒适，但也因此可能会存在对身体有害的隐患。首先，这些用品中可能含有溴系阻燃剂，因为生产商会假设万一有人突然想在床上抽烟，所以就在被褥中添加了"防火"成分。想要鉴定您家的床上用品中是否含有这种化学物质，只需要看看上面有没有带有"符合2000年2月23日第2000-164号法令规定"（Conforme aux exigences du décret nº 2000-164 du 23 février 2000）这些晦涩文字的标签就知道了。然后，床上用品中还会含有防污化学物质，以防止油渍和水分渗入织物纤维。这些物质中最著名的就是不粘锅中使用的全氟辛酸（PFOA）。另外，厂家还可能会使用氯菊脂（perméthrine）这种化学品，旨在对家居用品进行防螨虫处理，而《6000万消费者》杂志早就揭露过，氯菊脂是一种毒性很强的杀虫剂。

衣柜也是内分泌干扰素的藏匿处。非政府组织绿色和平组织（Greenpeace）的研究结果指出，防雨的衣服上有全氟化合物涂层，衣服上的胶印图片和标志使用的是含有酞酸酯的塑料，纺织品中使用的表面活性剂是壬基酚。他们的研究还指出，这些物质扩散到空气中，会损害人们的身体健康以及制衣厂所在国家的生态系统。因此，建议新衣服在穿着之前先进行清洗，这样可以去掉种植棉花时使用的农药残留。然而，这些化学物质最终会通过排污管道流入河流和海洋。

医疗卫生

人们不能因为得知一种药品中含内分泌干扰素就停止服用，而是应该谨遵医嘱，由医生来衡量药品的作用与副作用的关系。尽管如此，了解自己所服用的药品成分还是十分必要的，因为许多处方药和医疗器材中都含有内分泌干扰素。

1. 止痛药

首先，尤其要注意阿司匹林、消炎痛[①]和扑热息痛。这三种止痛药是法国人最常服用的，但法国格勒诺布尔

① 消炎痛是一种非激素类消炎药。

国家健康和医学研究所明确指出，这些药物"很可能会像已经备受谴责的双酚 A 或酞酸酯那样，具有内分泌干扰素的作用"。这一发现是雷恩环境与工作健康研究院（IRSET）的院长贝尔纳·热沾教授在 2013 年 6 月发表的，但几乎没有引起任何人的注意。然而，热沾的这一发现实际上让人忧心忡忡，因为扑热息痛几乎是孕妇能服用的唯一一种"安补"药。另外，许多科学研究提出，男童隐睾症与母亲在怀孕期间服用这些止痛药有关。将睾丸细胞暴露在止痛药中，睾酮的分泌会出现紊乱。现在，相关部门已经提醒经常服用这些药物的高水平运动员要多加注意，那什么时候才能轮到提醒孕妇呢？

2. 糖衣药物

糖衣片剂或其他形式的缓释剂，在包衣制造过程中使用的增黏剂里含有酞酸酯类物质，但这点在《维达医药大辞典》（*Dictionnaire médical Vidal*）中并没有注明。法国药监局（ANSM）虽然发现了这一点，但也只不过转发了一下欧洲药物管理局（AEM）发出的警示，提醒人们注意某些成品药中酞酸酯的"含量超过了规定的上限"。从毒理上说，这似乎有些荒谬，因为患者可能会一次服用多片药物，从而造成酞酸酯在身体内积聚。目前，有 20 多种非专利成品药中含有酞酸酯，但都没有被归入

"具有公认副作用的赋形剂"种类。

3. 医疗器材

从 2015 年 7 月 1 日起，儿科、新生儿科以及产科禁止使用含有某种酞酸酯（DEHP，中文名称为邻苯二甲酸二辛酯）的医疗用管。2011 年，法国国家卫生监督研究所的一项研究指出，与自然生产的妇女相比，进行剖宫产或借助产钳生产的妇女尿液中双酚 A 的平均浓度更高。这些双酚 A 很可能是从便携式尿袋以及剖宫产产后使用的静脉输液管的塑料中析出的。如果能找到安全可靠的替代材料，还有另外两种酞酸酯也可能会被从所有医疗器材中剔除。

4. 牙齿治疗

用来填充龋齿的材料和填充牙缝用的树脂中都含有双酚 A，因为这些材料都是用环氧树脂制成的。法国口腔科医生协会（ONCD）指出，口腔内血管丰富，各种物质很容易从此处渗入身体内部，关于双酚 A 通过口腔对人体造成的"不良影响"正在研究中。实际上，形势已经刻不容缓，因为被称作铅封的填充材料（又称牙齿汞合金）里面含有水银，这是一种生殖毒素、神经毒素、免疫系统毒素，还是一种内分泌干扰素。然而，这种材料在法国依然大行其道。[①] 在放置铅封（实际里面不含铅）时，一定要慎之又慎，这些填充材料无论对牙医还是对患者都有毒性。

孩童

1. 衣服

父母在给孩子穿新衣服前，一定要把衣服至少先清洗一次。不要购买带有塑胶图案的童装，因为里面很可能含有酞酸酯类物质。

2. 餐具

父母尽量为孩子选择陶瓷或玻璃材质的儿童碗碟和杯子。不锈钢材质的餐具因为坚固耐摔又安全，也是不错的选择。现在，法国有越来越多的"有机"网站销售不锈钢儿童餐具。

如果觉得玻璃奶瓶太麻烦（易碎），可以使用不锈钢奶瓶。不锈钢奶瓶具有耐用、不留味、热得快等优点，唯一的缺点就是比塑料奶瓶贵一些。

---

① 法国使用的牙齿汞合金数量居欧洲首位，占欧洲总量的30%。现在，世界上大多数国家都已经不再使用这种材料了。

不要使用三聚氰胺①材质的餐具，虽然这种餐具中没有双酚 A 和酞酸酯，但里面会有甲醛（很可能是一种致癌气体）和初级芳香胺。

3. 婴儿湿纸巾

没有什么能媲美沐浴手套、清水、香皂和婴儿油（橄榄油和石灰的混合物），只是要注意婴儿油里有没有添加其他化合物，因为不幸的是，现在的婴儿油经常不纯净。

《如何选择》（*Que Choisir*）杂志对婴儿湿纸巾的成分进行过分析，发现几种品牌的婴儿湿纸巾中都含有内分泌干扰素。这着实让人担忧，因为现在很多家庭每天都会频繁地为孩子使用湿巾，使用后又不用清水及时冲洗，还会用湿巾来擦拭婴儿受过刺激的皮肤。

4. 玩具

越是远道而来的玩具，人们就越难以了解它们的组成成分以及生产方式。人们可以多留意玩具上是否有"绿色环保"（écologique）标志。非政府组织"欧洲女性共创未来"（WECF）出版了一份简单实用的指南，用来指导人们如何选购儿童玩具。概括地说，就是尽量不要选择塑料玩具娃娃、化纤绒毛玩具、彩木（含铅）或漆木

---

① 三聚氰胺是一种硬而轻的塑料，耐热抗震。

玩具以及塑料玩具（含有酞酸酯和双酚 A）。可机洗的玩具在使用前先洗一遍。选择购买有质保标签的画笔和颜料。另外，还需知晓的是，玩具附送的礼物以及装饰品不受玩具法规的约束。

建议人们不要在怀孕期间，以及在婴儿房里进行装修。装修时尽量选择环保材料，减少使用地毯、化纤织物、胶合板（黏合剂中含有甲醛）以及塑料饰面板。

这里讲述的一些内容，您肯定觉得既新鲜又难受、郁闷，但从另一个角度看，您应该觉得幸运，因为您发现了内分泌干扰素的存在。要防患于未然，必须先了解隐患的存在，对一无所知的事情，人们如何防备呢？现在，您都知道了。

附录　已知的主要内分泌干扰素

1. 对羟基苯甲酸酯类（parabènes）：这类化学物质能够杀菌和抗真菌，主要作为防腐剂广泛使用于美容美发产品（如洗发水、保湿霜、剃须泡沫等）、药品、食品、烟草产品以及某些家务清洁产品（如洗涤灵）中，还是清漆、胶水、黏合剂和油蜡的组成成分。除了会引起过敏外，这类物质还被怀疑会导致生育障碍。

2. 持久性有机污染物（POPs）：含有剧毒，具有很长的半衰期，可产生生物蓄积，并且能通过空气和水进行远距离迁移。2004年生效的《斯德哥尔摩协议》，将其纳入化学品管理规定。

3. 多环芳烃（HAP）：这是煤炭和石头的组成成分，燃料、木材和烟草等有机物不充分燃烧时也会产生这种物质。空气、水和食物中都被检测出含有多环芳烃。

4. 多氯联苯（PCBs）：直到1987年，多氯联苯还被用在电力变压器、微波炉和油漆中。含多氯联苯的209种致癌化合物浸透在土壤和水中，毒害深远。饮食是人体内多氯联苯的主要来源，尤其是通过动物制品（如鱼、肉、鸡蛋和奶制品）。

5. 三氯生（triclosan）和三氯卡班（TCC）：抗菌剂，能够杀灭真菌，存在于几百种身体清洁产品（如洗手香皂、剃须泡沫、除味剂、牙膏等）和日用品中（如菜板、垃圾袋、床上用品、玩具等）。三氯生具有致癌性，被怀疑能够抑制雌激素的分泌；三氯卡班可能会影响睾丸素的分泌。净化站不能清除这两类物质，它们随净化站排出的污泥渗入土地中，破坏土壤。

6. 二噁英（dioxins）：由物质燃烧产生的化学物质（如工厂、森林大火、火山喷发等）。二噁英在人体内的代谢需要很多年，90% 以上的情况都是通过饮食进入人体，主要是通过肉类、奶制品、鱼类和海鲜。先天畸形、胎毒、儿童发育紊乱以及内分泌失调，都与身体内含有二噁英有关。

7. 全氟化合物（PFCs）：主要用于油漆、厨具、去污渍产品以及防水衣物中，有近 800 种。水和室内灰尘中也会含有全氟化合物。它会干扰甲状腺，模仿雌激素功能。

8. 农药：农药家族成员中有非常多的内分泌干扰素。2007 年，一项科学研究统计的数量是 127 种，而根据西奥·科尔伯恩协会数据库的统计，用于制造农药的

350多种成分（作为主要活性成分或者添加剂）至少被一项科学研究证明具有内分泌干扰素的作用。农药种类中最主要的是合成菊酯类（大量使用的杀虫剂，包括室内用杀虫剂）、有机磷杀虫剂（仍被用于农业）和氮杂茂（azole）种类的农用杀真菌剂。草甘膦（glyphosate，由孟都山公司开发的用于除草剂的有效活性化学成分）或芬普尼（fipronil，对蜜蜂具有剧毒的活性杀虫剂）等知名农药，也被怀疑是内分泌干扰素。法国十多年前已经禁用草脱净，但这种除草剂非常顽固，至今还存在于饮用水中。草脱净是一种内分泌干扰素，被怀疑能够干扰胎儿发育。

9. 双酚A（BPA）：苯酚和丙酮的衍生化合物，主要用于生产环氧树脂（罐头盒以及饮料易拉罐内的涂层）和聚碳酸酯等塑料材料。双酚A被认为与一些行为及生育障碍、肥胖、荷尔蒙依赖性癌症以及心血管疾病有关。

10. 酞酸酯（PAEs）：又称邻苯二甲酸酯，被当作增塑剂添加到聚氯乙烯中，增加这种塑料材质的柔韧性。很多日常用品（如球、台布、胶管、浴帘、雨衣、黏合剂、润滑油、缆线、地板和壁纸等）中的酞酸酯含量都很高（占总重量的 50%），可能会对胎儿和新生儿的发育以及生殖健康造成影响。

11. 溴系阻燃剂（BFR）：含溴化学品，作为阻燃剂被添加到许多种类的产品中，广泛用于塑料、织物以及电器和电子设备中。溴系阻燃剂被认为会损害甲状腺和肝脏，能够干扰生育能力。

12. 重金属

镉主要用于充电电池、化肥、染色剂以及聚氯乙烯稳定剂中。镉是剧毒，尤其是损害肾脏，微量的镉都会抑制胎儿的发育以及引起儿童心理发育迟缓。镉的毒性参考值是每周 2.5ug/kg（体重），而人们对镉的每周摄取量却可能高达 4.85ug/kg。镉的浸透一直有增无减（根据法国国家食品、环境、职业健康与安全署统计，2004—2014 年期间增加了 400%），75% 来自吸烟，然后依次是工业烟尘和化肥。

汞（即水银）会扰乱甲状腺荷尔蒙和性荷尔蒙的功能，改变荷尔蒙的浓度，直接毒害内分泌腺体。20% 的水银是通过饮食摄取的（其中约 50% 来自鱼类），其余的来自水、空气和非食品产品，如牙齿汞合金、美容产品、香烟、酒精、毒品以及药品。

铅是一种有毒金属，具有诱变性和生殖毒性，是一种内分泌干扰素。儿童主要通过牛奶、水、含铅颜料、尘土和土质污染接触铅，成人主要通过含酒精饮料、面包和水摄入铅。根据法国国家卫生监督研究所最近的数据统计，50% 的 1~6 岁的儿童以及 75% 的 18~74 岁的成人，每升血中的血铅含量高于 15ug（现在的铅中毒标准是 100ug/l）。

参考文献

Ⅰ.专业著作

1. Aubert Claude, *Espérance de vie, la fin des illusions*, Terre vivante, 2006.

2. Aubert Claude & Aubert Emmanuelle, *Manger sain pour 3 fois rien*, Terre vivante, 2009.

3. Aubert Claude, Lefebvre André & Lairon Denis, *Manger bio c'est mieux!* Terre vivante, 2012.

4. Cicolella André, *Toxique planète*, Seuil, 2013.

5. Colborn Theo, Dumanoski Dianne & Myers John Peterson, *L'Homme en voie de disparition ?* Terre vivante, 1998.

6. Foucart Stéphane, *La Fabrique du mensonge, comment les industriels manipulent la science et nous mettent en danger*, Denoël Impacts, 2013.

7. Horel Stéphane, *La Grande Invasion : enquête sur les produits qui intoxiquent notre vie quotidienne*, éditions du Moment, 2008.

8. Jobert Marine & Veillerette François, *Le Vrai Scandale des gaz de schiste*, Les Liens qui libèrent, 2011.

9. Jouannet Pierre, Jégou Bernard & Spira Alfred, *La Fertilité est-elle en danger ?* La Découverte, 2009.

10. Marano Francelyne, Barouki Robert & Zmirou Denis, *Toxique ? Santé et environnement : de l'alerte à la décision*, Buchet/Chastel, 2015.

11. Méar Georges, *Nos maisons nous empoisonnent, guide pratique de l'air pur chez soi*, Terre vivante, 2003.

12. Nicolino Fabrice, *Un empoisonnement universel: comment les produits chimiques ont envahi la planète*, Les Liens qui libèrent, 2014.

13. Nicolino Fabrice & Veillerette François, *Pesticides : révélations sur un scandale français*, Fayard, 2007.

14. Rieussec Martin, *Vous avez dit cancer ? Des causes expérimentales à la prévention*, éditions Jouvence, 2010.

15. Robin Marie-Monique, *Notre poison quotidien. La responsabilité de l'industrie chimique dans l'épidémie des maladies chroniques*, La Découverte, 2013.

16. Séralini Gilles-Éric, *Nous pouvons nous dépolluer !*

104   Josette Lyon, 2009.

17. Veillerette François, *Pesticides, le piège se referme,* Terre vivante, 2002.

18. WECF (dir), *Menace sur la santé des femmes, expositions aux perturbateurs endocriniens et dangers pour la santé reproductive féminine,* Yves Michel, 2012.

19. Zimmer Anne-Corinne, *Polluants chimiques, enfants en danger,* L'Atelier, 2007.

Ⅱ. 政府科学报告

1. *État de l'art sur les perturbateurs endocriniens, extraits choisis concernant les pesticides perturbateurs endocriniens* , rapport OMS-PNUE.

2. *Perturbateurs endocriniens, le temps de la précaution,* rapport de M. Gilbert Barbier, fait au nom de l'Office parlementaire d'évaluation des choix scientifiques et technologiques, n° 765 (2010-2011) – 12 juillet 2011.

3. *Pesticides : vers le risque zéro* , rapport d'information n° 42 (2012-2013) de Mme Nicole Bonnefoy, fait au nom de la Mission commune d'information sur les pesticides, déposé le 10 octobre 2012.

4. *Pesticides, effets sur la santé* , Expertise collective INSERM, juin 2013.

5. *Reproduction et environnement* , Expertise collective INSERM, 2011.

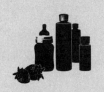

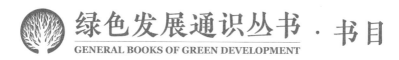

绿色发展通识丛书 · 书目

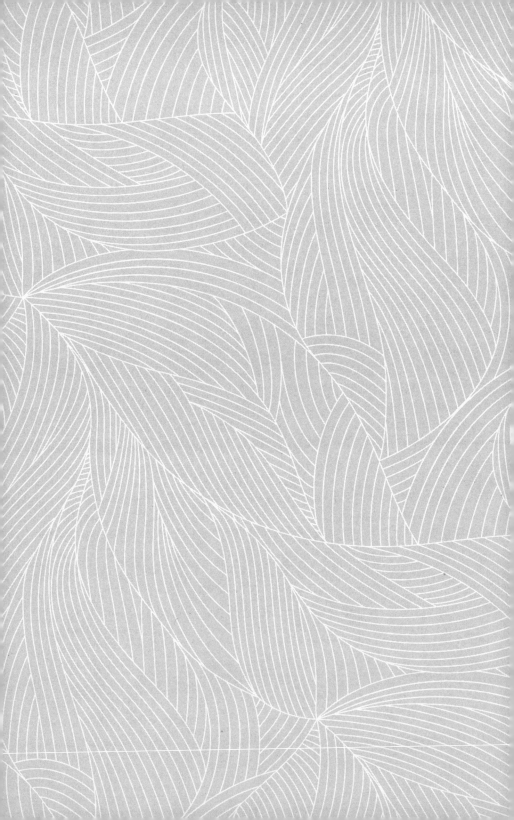